前書き　―それ、本当に身体に合っていますか？―

もし、あなたが日常的に愛用しているもの、もしくは毎日のように摂取しているものが、あなた自身にとって「明らかに有害」だとすれば、あなたは〝それ〟をどう取り扱うでしょうか。

例えば、毎日のタバコ、毎日のお酒、美味しいラーメンや、良い香りの柔軟剤など。なんとなく「体に悪いかも？」と思っていても、止める事が難しいものも沢山ありますよね。特にそれが嗜好品ともなれば、「生活の中に組み込まれている」感じすらあるかも知れません。止めるぐらいなら多少身体に害があっても良い、そう判断される方も多いと思います。もしくは、「これくらいなら大丈夫」とご自身を安心させているのではないでしょうか。

でも、もし「あなたが毎日飲んでいるこのお酒、これを飲み続けていると肝臓がんになりますよ」と医師に指摘されたとすればどうでしょうか。あるいは、お気に入りのシャンプーを名指しで「そのシャンプーを使っていたら、卵巣に腫瘍ができるかもしれません」と言われれば、どうでしょうか。いずれの場合も具体的なイメージを想像してしまい、頑張ってやめようと思うかもしれません。

先ほどの例は少し極端ですが、実際のところ、私たちが日常的に使用している様々な日用品、あるいは食材や飲料水、衣類など、生活環境の中に存在しているモノの大半はその時の気分や必要性、嗜好などによって選んでいることが多く、「身体に良いか・悪いか」、「身体に合っているか・合っていないか」という観点で選ぶ方はまだまだ少ないのではないでしょうか。

また、少し健康に気を使っている消費者の多くは「無添加」、「天然成分配合」、「オーガニック原料使用」、「○○効果のある成分が含まれている」、「医師も認めた」、などの文言がキャッチコピーに入っていれば、これまで愛用していたものより少しぐらい高くてもその製品に切り替えようと考えるのではないでしょうか。ただ、このようなキャッチコピーのついた製品の何パーセントが本当に身体にとって良いものなのか、キャッチコピーのついていない製品と比べてどの程度身体に良いのか、それは正直なところ未知数と言えます。

そもそも、「良いのか、悪いのか」を明確に数値化するシステムが一般的に存在していないため、〝イメージで選ぶしかない〟というのが多くの方にとっての現状です。そのような〝ふんわりとしたもの選び〟をしている内は、なかなか自分の身体に適したものと出会うことは難しいのかもしれません。

対して、本質的に良いものを選ぶ方の多くは、〝良いものを選ぶための確かな基準〟をお持ちです。そして、その基準を元に「生産者・開発者」について調べ、「生産・加工方法」を確認し、「原料の出所（産地や運搬方法など）」もチェックしています。もちろん、これら全てをクリアしたところで〝絶対に良いものである〟と断言することはできません。しかし、それでも様々な基準を設け、それらの基準をクリアしたものは〝一般市場に出回っている大量生産品〟と比較すれば、やはりその品質に一定の差が出ることは間違いないのです。

とはいえ、世の中には数え切れないほどのモノが溢れているため、私たちが日常的に使用するもの、口にするものをひとつひとつ手にとって「これは身体に良いのか・悪いのか」

を判断しなければいけないと考えると、それだけでノイローゼになってしまうでしょう。しかし、大病を患った時などは、それぐらいシビアにならざるを得ませんし、現代社会で生きている限りそのような状況に陥ることも少なくはないでしょう。

現代日本では、「大病に対しては（仕方がないので）多額の医療費を支払うが、予防に関しては投資を抑える（その結果大病を患う）」という傾向がみられ、結果的に医療費の増加傾向が止まっておりません。この傾向は当面続くのでしょうが、頼みの綱である現行の健康保険制度は破綻する可能性があるとも言われており、いずれ何らかの大きな変革期が訪れるのではないかと思われます。

その時になって多額の医療費が支払えないと嘆くのではなく、先ずは大病を患わないための予防策をしっかりと講じること、そのための正しい知恵を得ることが重要なのではないでしょうか。また、様々な情報が氾濫する昨今では、何が正しくて、何が間違っているのか、それを判断することすら難しいとも言われています。

例えば、「これは良い、あなたに合っている」と勧められたものが本当にあなたに合っているのかは、実際に身体に聞いてみないと分かりません。毎日あなたが健康のために飲んでいるサプリメントが、実はあなたの身体を蝕んでいる可能性も充分にありえるのです。

そこで、本書では身体に負担をかけないもの、より良いものをできるだけ正しく選んで頂くために、様々な角度からお話をさせて頂こうと思っております。

どのようにすればお一人お一人の身体に合うものを選ぶことができるのか、さらに、皆さまの抱えておられる様々な悩みを解消するには、どのようなものを使用するのが効果的なのかなど、〝より良いもの〟を選ぶための基準作りに本書の内容が少しでもお役に立ちましたら幸いです。

CONTENTS

第3章 量子エネルギーとPRA検査

第4章　これ、ほんまにからだにええええん？

第1章

「身体に合うもの」を選ぶために知っておきたい事

1-1 イメージ戦略に惑わされるな！

自分の身体に合うものを選びたい、そう考える方に先ずお話ししておきたいことがあります。それは、皆さんが様々なものを選ぶとき、〝必ず何かしらへの「信用」〟というファクターが絡んでいるということです。

例えば、ある著名人が何かをメディアでオススメすると、途端に小売店から宣伝されたものが消えるといった現象があります。この場合は、購入された人々は〝宣伝されたものそのもの〟の良し悪しを判断したのではなく、〝その著名人がオススメしたものだから〟信用して購入に至ったということが考えられます。

知名度や人気のある人物が宣伝広告に起用されるのは今に始まったことではありません。「特定の情報を多数の人々に効果的に伝える」ためには、〝多数の人々から信用を得ている、あるいは好まれている人物〟を起用することが望ましいのは当然です。そして、それこそが前述の〝信用からの購入というメカニズム〟に繋がってくるわけです。人は、信

真実よりイメージ？

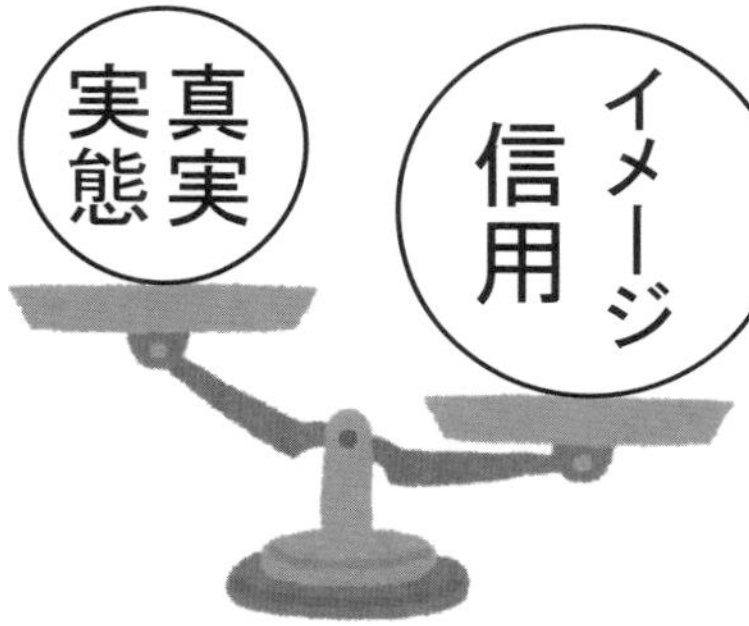

多くの場合、信用やイメージといった
抽象的なものが、真実よりも心に響く

用している、あるいは好意をもっている相手からの情報に対しては、〝抵抗なく受け入れてしまう傾向〟があるのです。前述した宣伝のトリックは正にこのメカニズムを利用していると言えるでしょう。

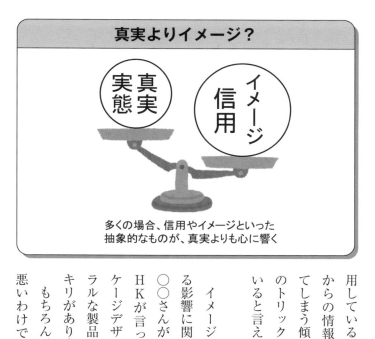

イメージによる製品または購買意欲に対する影響に関しては、「製品に興味はないけど、○○さんがＣＭに出ていたから買った」、「ＮＨＫが言っているから間違いない」、「パッケージデザインが如何にも素朴なのでナチュラルな製品に違いない」など、例を挙げればキリがありません。

もちろん、こういった事例自体が全面的に悪いわけではありません。しかし、〝自分に合ったもの、適したものを選ぶ〟ためには、このような宣伝のトリックにも、少し気をつけなければならないのも事実です。特に、健康食品・サプリメントを含むヘルスケア産業と呼ばれる分野では、製品を紹介してくれた方、あるいは企業への〝信用・好意〟が製品やサービスを購入するきっかけとなりやすいのです。

しかし、自分の身体にあったものを選ぶにあたり〝他者への信用や好意〟と〝製品やサービスのクオリティ（そもそも身体に合うか合わないか）〟は全く違うファクターであり、これを混同してしまうと冷静な判断が難しくなります。これらの要素は、可能であればそれぞれを分けて評価した方が良いでしょう。全幅の信頼を置いている相手が必ずしも自分に適したものを紹介してくれるとは限りませんし、逆に、あまり親しくしていない方から素晴らしいものを紹介してもらえることもあるのです。

端的に言えば、「人・企業」への評価・信頼と、「物・サービス」への評価・信頼は、それぞれ別に考えておいた方が、ご自身に合わないものを受け取らないための、ある種の防壁になるのです。どちらの要素もじっくりと検討した上で納得いくものを選ぶということが、良いもの、自分に適したものを選ぶためのファーストステップと言えるでしょう。

私自身は、ＰＲＡと呼ばれる特殊な測定機器を用いて１０００種を越える製品を測定してまいりました。その対象は、一般的なスーパーやコンビニなどで手に入るような食品から、様々な企業が製造販売しておられる健康食品群、薬剤や化粧品、日用品といった幅広いものでしたが、人の身体に適しているのか、適していないのかという基準で測定データを見る限り、大半のものは〝現代人の身体に適しておらず、むしろ有害なものも多い〟ことが分かってきました。

また、非常に悲しいことですが、一ヶ月分の費用が10万円近くするサプリメントであっても、あまり芳しい結果が出ないものも数多くありました。逆に、一か月分の費用が２０００円以内のものであっても非常に良い結果を出している製品もあり、当時は大変考えさせられました。

当院で測定した様々なデータを総合的に見る限りでは、製造販売に関わる企業の規模、ネームバリュー、製品の金額などは結果の良し悪しと全く無関係でした。様々な製品を検査する内に、私は〝如何にこだわりを持ち、愛を注いで（製品が）作られているのかというファクター〟が製品の品質を左右しているのではないかという印象を受けました。また、製造販売を行う生産者・メーカー単位で、ある程度ですが全体的な方向性（製品のクオリティ）に傾向がみられるようにも感じました。

A社は〝それなりの〟製品が多く、B社は全体的に非常に素晴らしいものを作り、C社の製品はあまり芳しくない傾向が出やすい、などと表現すると分かりやすいでしょうか。

もちろん、上記の内容はあくまでも一つの傾向であり、全てがこの通りであるとは言えません。しかし、このような傾向を目の当たりにしますと、やはり生産者・メーカーサイドが「ものづくり」を行う際のこだわり、熱意、誠実さ、技術、そして経験値（ノウハウ）が製品の品質に大きな影響を与えていることは間違いないのだと、改めて確信に至りました。先ほども申し上げた通り、そこに企業の規模やネームバリューは関係ないのです。

これらのことを踏まえて考えますと、特にご自身の身体に適したもの、あるいは高品質なものを選ぼうと思えば、〝人・企業〟への信頼（イメージ）も大事かもしれませんが、〝製品・サービス〟そのものの品質を追求してみることこそが、我々の優先すべきことなのかもしれません。

確かな品質の製品、あるいはサービスがあり、提供されたそれらを通じ、そこで初めて生産者やメーカー、あるいは販売者や紹介者への確かな信頼が生まれるのではないかと私は考えます。

1-2 求ム！ 冷静なジャッジ

昔は「論より証拠」という言葉をよく耳にしましたが、最近では代わりに「エビデンス」という言葉が多用されるようになりました。エビデンスとは、科学的根拠・証拠という意味で使われる単語なのですが、近年はインターネット上で〝根拠が希薄、あるいは不確かな発言〟を行うと、知らない人物から突然「エビデンスを出せ」とメッセージが届くことも少なくはないようです。

世の中は次第に監視社会化が進んでいるとも言われていますが、様々な事例を拝見する限りでは、監視だけでなく「他者への一方的なイメージ、あるいは不当な要求の押し付け」も横行しており、「人と人との間に本来あるべき距離感や節度や礼儀」が損なわれているようにも感じます。

従来のコミュニケーションは、TPOやシチュエーションに応じて〝節度や思い遣り〟を持って行われていたように感じます。そこでは、根拠の希薄な発言内容、信頼に足らないと感じた発言に対して〝説明を求める意味〟で「エビデンスを示して下さい」という言葉を使用しました。しかし、近年における「証拠を出してほしい、エビデンスを出して下さい」という他者への（時には一方的な）発言は、自身の正当性を主張したいという感情を起因とした〝相手を否定、あるいは断罪しようとする〟意図があることも少なくありません。

このような場合、〝議論〟あるいは〝内容の理解や発展を目的としたコミュニケーション〟自体が成り立ちにくく、お互いに無駄なエネルギーを消耗してしまいます。そもそも

「発言内容の確認」に焦点が当たっておらず、「自分の正義（自分が正しいと思う事）を押し付けたい」が論点になっている為、エビデンスを求められた側がどんなに言葉を尽くしてみても、やりとりは平行線に終わることも多いでしょう。

上記のような不毛な攻撃性は特にＳＮＳを中心としたインターネット上で大きな問題となっていますが、実は「もの選び」においても、似たような問題が生じているのです。

情報収集や実験、考察などが得意な方にとって、ご自身の身体に有益なものを見つけるノウハウは自然に確立されていることが少なくないと思います。このような方は長年の経験や直観（ときには直感）を活かし、素晴らしい製品と巡り合われることも多いように思われます。

しかし、そのような方が実際に自分自身で選んだ製品を使用し、確かな体感を得ているにも関わらず、周りの人間が「なんだか怪しい製品だ」「○○社の方がいい」「エビデンスを出せ」「サプリを使って治るはずがない」などと必要以上に（あるいは攻撃的に）口を出した結果、ご本人がその製品を使いづらくなってしまったというケースが実際にあるのです。

このようなことが起こってしまうのは非常に残念なことであると私は感じます。もし、皆さんのまわりで〝なんだか怪しい〟製品を使用している方がおられても、最初から頭ごなしに否定するのではなく、やんわりとしたお声掛けを心がけて頂ければと思います。

お互いに思いやりのある意見交換が理想的であると私は考えています。

他者に対し、何らかの理由で否定したい、あるいは自身の正当性を主張したいのであれば、正確な理論や根拠を冷静に述べる必要があると思います。しかし、そもそも意見交換やアドバイスが目的でない場合も多く、一方的な否定や自己主張を行う方も増えているようです。

サプリメントや健康法など、一見善し悪しが分かりにくいものは特に批判の対象になりやすいので、このような他者の否定的言動に惑わされないよう、自分の意見はしっかりと持っておきたい所です。

しかし、これとは逆のパターンがあることにも、また気を付けて頂かなければなりません。例えば、皆さんは何かを購入する際にどのようなポイントに着目して選んでいますか。

価格、コスパ、品質、ブランドバリュー、流行、様々なポイントから選ぶことができますが、最終的に「なんだか良さそうだったから」という曖昧な理由で製品を選ぶ方も多いのではないでしょうか。

例えば、特に何のこだわりもなく美容院や飲食店を選ぶ場合もそうですが、〝なんとなく〟ふんわりとしたイメージで何かを選んでしまうことは、恐らく多くの方が体験されているのではないかと思います。

サプリメントや健康食品を選ぶ際もそうですが、多くの消費者は「良さそうだから」という理由で購入に至っています。ヘルスケア産業においては、このような〝ふんわりとしたイメージで購入に踏み切るケース〟の方が比較的多いのではないでしょうか。

もちろん、そのような方に話を伺ってみても、ハッキリとした購入の理由は返ってきません。「医師や知人に勧められた」、「広告で見た」、「大手企業が出している」、「すごいと聞いて」といった回答が大半を占めます。これはよく考えると怖いことなのです。皆さんが初めて目にする製品の購入を検討する際は、〝なんとなく〟ふんわりと決めるのではなく、知識のある人に相談する、周りで実際に使用している人の意見を聞く、インターネットで調べるなど、積極的に情報収集をするように心がけていきましょう。

まとめさせて頂きますと、製品の購入を検討する際には、まず周りの人や知識のある人、様々な媒体からある程度の情報収集を行いましょう。その上で、人から聞いた情報はそのまま鵜呑みにせず、さらにご自身で詳しく調べ、比較検討を行い、ご自身の責任をもって購入あるいは使用に踏み切られるようにして下さい。慎重になればなるほど、身体にとってプラスになるものに出会える可能性はきっと高まるでしょう。

様々な方の意見を聞き、選ぶことは非常に大切なことではあるのですが、例え相手が何らかの専門家で素晴らしい肩書きを持った人物であったとしても、聞いた話はそのまま飲み込まず、ご自身で調べる、考えるなどの作業を経ることは大変オススメです。また、〝身体に良いと謳うもの〟、あるいは〝良さそうな雰囲気で販売されているもの〟に対しては、納得のいく根拠あるいは筋の通った理論を提唱しているかなど、様々な観点から充分に吟味されることが〝より良いものを選ぶため〟に重要なポイントとなるでしょう。

1-3 美味しそう…でも毒がある!?

人の味覚には「身体にとって良いか、悪いか」を判断するための能力があらかじめ備わっています。しかし、現代においては必ずしも正確に機能しているとは限らないようです。味覚は他の感覚機能と同様に、鍛えることでその能力を発揮することができるようになるのですが、近年では「うまみ調味料」や「人工香料」を始めとした様々な食品添加物、あるいは味を調整するための様々な化学調味料を使用した加工食品群の摂取により、食品の質を判断する能力が低下している方も多いようです。

長年にわたり〝だし風調味料〟を使用していれば、その味に慣れてしまい天然のおだしの味を薄いと感じてしまう可能性があります。また、うまみ調味料の代表である〝グルタミン酸ナトリウム〟の継続的な摂取により、「濃い味でないと美味しいと感じなくなる」などの現象も、実は身近で起きているのです。

ところで、食品によく使用されているうまみ調味料ですが、どうして美味しいと感じるのか、そのメカニズムを皆さんはご存じでしょうか。実はこのような調味料は、〝本当の意味で美味しいもの〟ではなく、脳の錯覚を利用して〝美味しいと誤認させるもの〟なのです。

簡単に言うと、私たちの舌に存在する味蕾という部位がうまみ調味料の持つ刺激をキャッチし、その信号が脳に伝わって〝美味しいと錯覚〟しているに過ぎないのです。また、このような調味料がふんだんに使用されている食品の大半は栄養価が低く、逆に体内から大切なビタミンやミネラルを奪っていくこともあります。さらに、栄養素や身体に必要な成分等が十分に得られない為、私たちは満足感を得ることができず、そのせいで余計に食べる量を増やしてしまうといった事も起こります。これは肥満の原因にもなっています。また、いわゆる現代型栄養失調を加速させてしまうことも少なくありません。

現代では、食品だけでなく様々な調味料類にも、うまみ調味料を始めとする〝味を調えるための食品添加物〟が多数使用されています。そして、その多くは上記のように「身体にとって不利益な結果」をもたらす一因となっているのです。

また、食品添加物以外にも、様々な悪影響を及ぼすシロモノが一般市場には数多く存在しています。例えば、パンやうどん等、小麦粉由来の食品中に含まれているグルテン、牛乳の中に含まれるたんぱく質の一種カゼイン、薬剤や低品質の餌をふんだんに与えられた食肉類、〝ヘルシーで身体に良い〟とキャッチコピーがついているにも関わらず、実際には低品質な食用油脂、精製することで本来のミネラルを落としきった白砂糖や白米、同様に必要なミネラルを除去した精製塩などもそうです。

この件に関して詳細を述べればそれだけで1冊の本になってしまうため、ここでは敢えて細かな部分には言及しませんが、いずれも一般的なスーパーやコンビニ等に行けば簡単に手に入るものであり、日本ではこのような低品質（本来の滋味豊かな食品からみれば）な食品が「一般的な食品、あるいは清潔で安全な食品」として、当たり前のように流通しているのです。

対する諸外国では、オーガニック食品を始め、上記のような問題点をクリアした食品を誰でも手軽に購入しやすい環境が整ってきています。ところが、日本ではまだあまり一般的とは言えず、〝オーガニック食品はこだわりを持ったお店でないと見つけにくい〟といった印象が拭えません。

現状、食を取り巻くこれらの劣悪な環境に目をつぶっている限りは、増え続ける様々な疾患が減少することはなく、根本的な解決を見ることは難しいかもしれません。なぜなら、皆さまも充分にご存知のとおり、私たちの身体は主に「食べたものによって作られている」からです。

1-4 身体を創る食べ物、身体を壊す食べ物

「食べたもので身体が作られている」のは、人もその他の生き物も同様です。そして、当然のことながら食べたもので身体が作られるのだとすれば、私達は〝食べもの〟に対し

て、もう少し強い関心を抱かなければならないのではないでしょうか。

例えば、現在多くの国々では、生産・製造・加工といった工程の全く見えない食品が一般に流通しており、それらをスーパーマーケット等で購入することは、我々消費者にとって当たり前のことになっています。

しかし、そのような〝不透明な〟流通システムを長く採用し続けてきた結果、私たちにとってこれまで常識であったことが、最早常識ではなくなってしまった、という事象が起きているのかもしれません。

例えば、以前どこかの新聞に掲載されていたのですが、家でお茶を飲まないと回答した大学生に対して、お茶の淹れ方を知っていますかという質問をしたところ、「お茶は工場で作られているのではないのですか？」という回答が返ってきたそうです。その他にも、野菜はスーパーで作られていると答える子供、魚と言えばスーパーで販売されている〝切り身や開きの形状〟しか知らず、それが魚本来の姿であると勘違いしている方も少なくないと聞きます。

確かに、現在の食品流通システムは非常に便利ではありますが、恩恵もある反面「食べ物がどのようにして、私たちの食卓まで届いているのか」が見えづらくなっているようにも思います。

毎日何の疑問も持たずに食べているものが、どこで生まれ、どのようにして育てられているのか、どのような工程を経て出荷されているのか等、よほど興味を持たなければその詳細を知ることはほとんど出来ません。また、その工程等は特に一般に隠されているわけではないものの、現在の流通システムの弊害により〝不透明〟となっている感は否めません。もちろん、知ろうと思えば様々な形で学ぶことが出来るのですが、問題なのは、そもそものような事柄に興味がない、あるいは気付きすらしない方が増えているという点です。※もし興味のある方は映画『いのちの食べかた』『フードインク』『ありあまるごちそう』を観てみることをお勧めします。大変勉強になりますが、深刻な内容でもありますので、事前に一度情報収集もしてみて下さい。

私たちは何かを食べなければ命を繋ぐことができません。しかし、食べるという行為の質や内容が、昔と今とでは明らかに変わってきています。最近ではスマホに充電をするかのように、ただお腹にものを詰め込むだけ、あるいは「SNSで他者の興味が引けるかどうか」という観点だけで食を捉える方も増えていると言われています。

しかし、食べるという行為を軽く考えてはいけません。先ほど、「食べたもので身体が作られている」というお話をしましたが、もう一つ言えるとすれば、私たちは「食べたもので身体を治癒している」のです。

「食べ物で病気は治らない」という言葉を耳にすることがありますが、そのような考えをお持ちの方には「自分たちの周りにある食べ物がどのようにして作られているのか」という本質の部分について、ぜひ考えて頂きたいと思っております。

特に、私たちが日頃安価で手に入れることができる食品がどのようにして作られているのか、食肉や鶏卵、野菜や加工食品がどのような工程を経てスーパーに並んでいるのか、自然の摂理に逆らわず大切に作られた食材と、利益優先で工業的に生産された食材の差は何なのかなど、一度しっかりと目を向けて、ご自分なりに考察してみてはいかがでしょうか。テレビや新聞といった日頃接する機会の多いメディアからは、このような本当に大切

食品の選び方

より良い食品を選ぶ為には？

①無添加食品の味に慣れる

②食品の加工工程を知る

③「知らない」を減らす

④「自然な味」を基準にする

な情報を手に入れることはほとんどできません。

そのため、よりディープな情報を手に入れるには〝調べる力、情報の真贋を判断する力、思考力〟を身につける必要があると言えます。幸い、今の時代はインターネットにさえ繋げてしまえば膨大な量の情報に触れることができます。沢山の情報を集めてしまえば、次に誤った情報と正しい情報を見分けるための能力を鍛える、もしくは様々な知識を持った方の意見を聞く、信頼できる方から学ぶといった方法で、集めた情報を取捨選択し、ご自身の生活の中で活かしていくことが大切になります。

絵画や陶芸などの芸術品に関して、よく〝本物と呼ばれるようなもの、質の良いもの〟に触れることで、その価値が分かるようになると言われますが、これは食べものにおいても同様です。本当に質の良いものに触れ続けることで、人間の身体は質の良いものが分かるようになるのです。そして「身体が本当に美味しいと感じる食べもの」と「脳が美味しいと錯覚する食べもの」の間には、本質的に埋められない差があるのです。

そもそも食べるということは〝生命活動に直結した行為〟であり、より健康的に生きていこうと思えば、質の良い食べものを得なければならないのは当然です。同じ食べるのであれば、少しでも栄養成分の豊富なもの、毒性の低いもの、エネルギーの高いものを摂る方が、元気になる気がしませんか。

肥沃な土地と豊かな環境で、薬剤を使用せずに育った作物と、枯れた土地で、薬剤をふんだんに使用して育てられた作物とでは、費用面を考慮しなくても良いのだとすれば、多くの方が前者を選択するのではないかと思います。

「食べ物の価値」は、ただ空腹を満たし、命を永らえさせるだけのものではありません。

食べ物には本来、飢えを解消し、喜びと満足感を与え、身体を元気にし、頑張って生きようとする『活力を与える作用』があります。このような食品がいうなれば「病気を治す食べもの」です。しかし、現代で一般に流通する食材あるいは加工食品等の多くは、低栄養で生命力に乏しく、むしろビタミンやミネラルなどの大切な栄養素を身体から奪ってしまうものも少なくありません。また、様々な有害物質の体内への蓄積にも一役買っています。

このような食品は身体を作るというよりも〝徐々に蝕み、壊している〟と言っても過言ではないでしょう。少し乱暴な表現かもしれませんが、多くの方は知らず知らずの内にそのような食品を摂取し、病の種を育てているのです。このような食品には確かに「病気を治す力」なんてありません。

国内で大病を患う人が増え続けている背景には、このような低品質・劣悪な食品が一般に〝何ら問題のない食品〟として循環しているという事実があるということは、もはや疑いようがないのです。

もし、皆さんが良質な食品を手に入れたいと感じたときは、信頼できる自然食品店を探し、仲良くなってみてはいかがでしょうか。多くの自然食品店では、スーパーで流通しているような食品群と比べ、比較的良質な食品を扱っています。また、無農薬（あるいは減農薬）の生鮮食品や、添加物のない（少ない）良質な調味料などを手に入れることも可能です。

お店によっては、食や健康に関する相談に応えて頂ける事もありますので、いざ体調のことで誰かに相談したいと思った時に心強いのではないでしょうか。私の場合は、長年地域に根差して営業をされている自然食品店「ナチュラルフーズ・ドングリ（京都市左京区）」さまによくお世話になっています。

こちらのお店は扱っておられる商品の質が大変良く、お店の皆さまも深い知識をお持ちです。何より本当に親切で親身になってくださるので、大変ありがたく思っております。

皆さまもぜひ私のような〝推し自然食品店〟を見つけてみてください。なお、「ナチュラルフーズ・ドングリ」さまに興味はあるものの、実際行くには遠くて大変という関東にお住まいの方であれば「うちの米うまいよ（東京都三鷹市）」さまも大変お勧めのお店です。

こちらのお店では、無添加で素晴らしい味わいの糠漬け（P.142にて検査データを掲載しております）を始め、厳選された様々な食品や製品を取り扱っておられます。

私も関東に行った際には足を運んでおりますが、いつもニコニコと明るいスタッフさまに元気を分けて頂いております。

1-5 頼りになるのは感覚器官！

科学の発展と共に、人の持つある種の感覚的な能力が衰退しつつあります。その一つが、生命体が本来持っている「感知能力、センサー機能」であり、人だけでなく様々な生き物が備えている〝生きる上で大変重要な機能〟とも言えるものです。

２０１９年３月、東京大学とカリフォルニア工科大学の共同研究チームが「人は磁気の変化に対する感知能力を持っている」という研究結果を発表しました。以前より、人にも鳥や他の動物同様〝磁気の変化を感知する機能が存在している可能性が高い〟とする複数の研究成果が報告されており、これまでは網膜に存在するクリプトクロムという受容体や、脳内に存在するマグネタイトが磁気の感知機能に関与していると考えられてきました。そして今回のこの発表では、これまでよりも明確にこのような機能の一端が解き明かされたのです。

〝磁気の変化を感じ取る能力〟は、いわば「生体磁気コンパス」と呼ぶこともできますが、磁気感知能力の利点は方角を探知するだけに留まりません。例えば、土地や空間の持つ磁気の変化をキャッチできるのであれば、磁場が異常な場所を避けるなど、自身にとってより良い環境を〝意識的に〟選択することも可能になります。また、様々な生物が大きな災害の前にはその予兆をキャッチし、早期に避難を行いますが、磁気感知機能がより鋭敏になれば、人も異変の予兆を敏感にキャッチし、災害を事前に避けることができるようになるかもしれません。

また、驚くべきことに人の持つセンサーは磁気・磁界に対してだけでなく、電気・電界の変化をも感じ取ることが明らかとなっています。静電界の変化を感じ取る主なセンサーは「体毛」であり、電界の変化を感じ取ることで皮膚上の体毛が動作し、毛根下に存在する細胞が〝皮膚感覚として〟その変化を感知します。

そもそも、人を含めた動物や植物など、全ての生物は身体の周囲を準静電界と呼ばれる微弱な電界によって覆われており、超電導量子干渉器や磁力計等を用いて生体磁場を計測することも可能です。現在では、全ての生物を包み込んでいる準静電界の膜こそが〝気配〟の正体であるのではないかと、東京大学生産技術研究所、特任准教授である滝口清昭氏が既に述べられています。

滝口氏によると、生物が何らかの活動を行うと準静電界に変化が生じるのですが、このいわば〝身体の周囲を流れる電気の変化〟と言えるものが気配の正体であり、人がアスファルトの路面を歩いている時には20～30メートル先にまで、この電位の変化が伝わることが確認されているそうです。

人が気配を感じ取る現象について、もう一度端的に言えば「生物が何らかの活動を行うと身体の周囲に電気が発生し、発生した電気（気配と呼ばれるもの）を他者が〝肌・皮膚に存在するセンサー〟によって感じ取る」ということです。また、発生した電気は本人がその場に存在しなくとも、その人が居た空間、触れた壁や椅子などに「残留電気」としてしばらく残っていることもあります。それを、後から入ってきた別の人が気配として感知することもあるようです。人体からそれだけ多くの信号（情報）が外部に放出されていて、さらに、それを感知する為の機能があらかじめ人体に備わっているという事実には、私自身も改めて驚かされております。

最近では、生体磁場測定システムを用いて心臓の磁場分布を分析し、心疾患を早期発見することが可能な医療機器も開発されています。しかし、機器を使用しなくとも、対面しただけで相手の病気を見抜ける人もいます。人を含む生命体にそのような生体磁場・準静電界の変化を感知する能力が〝そもそも〟備わっているのだとすれば、人のがんを巧みに発見する犬がいる、飼い主が家に帰ろうと支度を始めた頃から自宅の犬や猫がその気配を察知し、玄関で待つといった行為も当たり前のことであると納得できるでしょう。今後はそのメカニズムがより詳細に解明され、様々な技術に応用されていくかもしれません。

各人がそれぞれ違う電磁波パターンを持つ

各人に固有のパターンが存在する

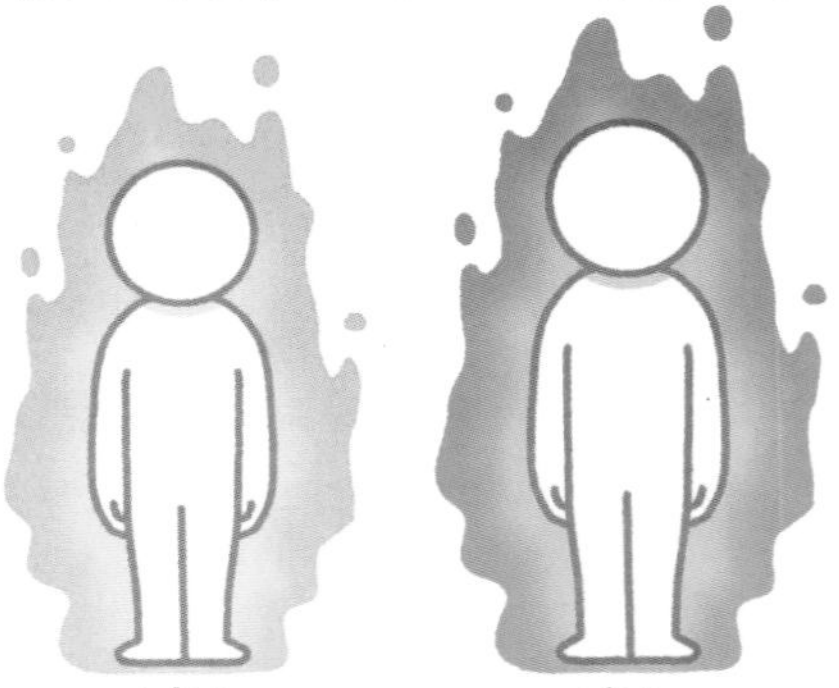

人が発する電磁波には個人毎にそれぞれ独自の固有パターンが存在する事が判明しており、〝各人の固有パターンを識別することによって個人を特定することが可能である〟事実も既に明らかになっています。現状では、犬や猫といった動物はそのような信号の識別・察知能力が人よりも高いと言われていますが、人にも感覚機能としてそのようなセンサーが備わっているのですから、意識的に使用し続けることにより、現在よりもさらに感度を高めることが可能かもしれません。

筋肉等と同様、感覚機能も一定の負荷をかけることによってより鋭敏になることは、既に明らかな事実であり、〝必要とされた機能は高まり、進化する〟のですから、前述のような可能性が科学的にも肯定されてきた今、自身のポテンシャルを高めるためにも、何らかの方法を用いてぜひ積極的に鍛えていきたい所です。

ご自身の感覚機能が高まれば、野菜や果物が発する電磁波パターンを敏感にキャッチし、ご自身の身体に合ったより良い食材を選ぶことが可能になるかもしれません。

1-6 評価と品質の不一致!?

健康に良いとは言われるものの、日本国内ではまだ〝特別〟にみられる事も多い、有機・オーガニック食品ですが、果たして実際にはどのようなものなのでしょうか。

現在、国内において有機・オーガニックグレードの食品を手に入れようと思いますと、一般的なスーパー等の野菜と比較した場合にどうしても購入価格が上がってしまいます。

例えばスーパーで298円のキャベツが、無農薬あるいは有機のキャベツでは398円程度になることも少なくありません。ただ、このような価格差は地域や販売形態、時期などの違いによっても大きな差が出るため、一概に無農薬のものが全て高価であるとも言い切れません。中には、無農薬無化学肥料・自然栽培のものであっても、一般的なスーパーの売価より安価なものもあります。

このような価格差問題は、国内で有機・オーガニック食品が出回りづらい原因の1つとして挙げられますが、果たしてこの価格差を高いと捉えるか、安いと捉えるか、あるいは妥当だと感じるかは、各消費者の価値観によって変動することも間違いないでしょう。つまり、有機・オーガニック食品が一般的なスーパーのものより若干高価なものであると仮定した場合、「価格差を補うほどの価値があるのか」という点は、消費者にとって重要な購入の目安になるのではないでしょうか。〝割高だが、より良いものである〟という納得ができなければ、賢い消費者は購入に踏み切らないのではないでしょうか。

現状、健康に人一倍気を遣う（健康志向）人々の間では、有機・オーガニックな食品にそれなりの対価を支払うことは、健康を守るためには必要なことであるといったイメージが浸透しています。このような流れができてきたのは大変嬉しい事ではありますが、一方で「イメージ先行」のオーガニックファンには少し危機感を覚えます。〝オーガニック〟と謳われている製品の品質を妄信的に信じているとすれば、一度立ち止まって頂きたいと私は考えます。

また、オーガニックに全く興味のない人からすれば高価な上に、特定の店舗でなければ手に入りにくい有機・オーガニック食品は敬遠されることも少なくありません。

しかし、ご自身あるいはご家族の身体を健やかに保ち、ピンピン元気で長生きしたいと願うのであれば、日常的に摂取する食品の質にこだわる事は非常に重要であり、無農薬無化学肥料で育てた作物を食べることが、1つの外せないポイントになることは間違いありません。

さらに、様々な研究結果より、以下のようなデータも公表されています。

1. 農薬使用量の多い国ほど、自閉症や発達障害等の有病率が上昇している
2. 栽培に使用される除草剤とがんとの因果関係が裁判によって立証されている
3. 無農薬の作物には〝抗がん作用を持つサルベストロール〟がより多く含まれる
4. 無農薬の作物は農薬を使用した作物に比べ〝多量のフォトン〟を保持している
5. 無農薬の食品をよく食べる人は、無農薬の食品を食べない人と比較してがんへの罹患率が25％低い

農薬を使用しない作物を摂取することが人体にとって有益である可能性を示すデータは他にも多数公開されていますが、このような事実はまだ日本国内ではあまり受け入れられていないようです。しかし、無農薬の野菜に切り替えるだけで、私たちが様々な恩恵にあずかることができるということは、紛れもない事実と言えるでしょう。

問題のコスト面に関しては、需要が増え、流通量が高まれば自然と落ち着いていくことは、既にオーガニック先進国であるＥＵ諸国などの事例を見れば分かりますが、国内においてはまだ需要がそれほど喚起されておらず〝無農薬・オーガニック〟は一般的とは言い難いでしょう。

このような状況の中で、私たち日本人はどのようにすれば〝より〟高品質な食品を選び、健康な生活を送ることができるのでしょうか。

その答えの一つを指し示してくれたのが当院で活用している「ＰＲＡ検査」です。

当院では、ＰＲＡと呼ばれる機器を用いて患者さまの状態を測定対象ごとに数値化し、健康状態をチェックしております。

ＰＲＡでは、被験者となる患者さまの状態を測定することができる他、「被験者に様々な製品が合うか、合わないか」を確認することも可能です（ＯＨＣ適合性検査という測定方法があります）。私はこの適合性検査を用いて、これまで１０００品目を越える製品群を測定してきました。そして、その中で様々な事実が明らかになってきたのです。

現状、少なくとも当原稿を執筆している時点では、〝高品質な食品であることを客観的に判断するための方法〟で最もメジャーなものとして「有機、オーガニック等の認証制度」や、「コーシャ（Kosher）認証」などが存在しています。そして、これらのような認証制度をクリアした食品等を〝安心・安全〟として多くの消費者が購入しています。しかし、これらのような認証制度をクリアしたものであっても、当院のＯＨＣ適合性検査で測定を行った場合、必ずしも良い結果が出るとは限らないのです。

確かに、一般的なスーパーなどで流通している食品群よりは遥かに良い傾向がみられるものの、それでもなお体機能を低下させてしまうレベルのものも少なくありません。

私自身、厳しい認証制度をクリアしている食品は「身体に良く、安心できるもの」であるという認識を持っていたため、そのような認証を受けている食品であれば問題ないだろうと思っていました。ですが、どうやら実態としてはそうではないのかもしれません。少なくとも、私自身がＰＲＡを用いて研究してきた結果を見る限りでは、残念ながらその〝厳しいと言われる認証制度〟は食品等の安心・安全を確実に担保してくれるわけではないようです。

そもそも、オーガニックの定義とは〝農薬や化学肥料を使わず有機肥料によって生産された農産物〟です。有害物質を使用していない農産物（加工品の場合は、無添加であることも重要）であればオーガニックと言えるわけですが、この定義では〝土壌など、自然環境自身が持つ本来の力（栄養素やエネルギーに富んだ、良質な食品を生み出すための力）〟は特に考慮されていません。

オーガニック食品は、農薬や化学肥料（または食品添加物）などが使用された食品と比較した場合、確かに安全性は高くなります。しかし、本当に身体に良い食品を求めるのであれば、食物を生み出す元となる「土壌が命を育む力や、エネルギー環境、使用する水の質など」にも、目を向ける必要があるのではないかと思います。

もちろん、オーガニック製品の中には、上記のような点にまで十分配慮した、素晴らしいものも確かに存在しています。例えば、私が知っている製品であれば、カナダの原生林に存在する腐葉土由来のミネラルサプリメント（Minery という製品ですが、INYOU Market というＷＥＢサイトより購入可能です。こちらのＷＥＢサイトは品質の良いオーガニック製品をお求めの方に大変お勧めです）や、土壌や水にまでこだわって作られたオーガニックの青パパイヤ発酵食品（後半で詳しく説明させて頂いているバイオノーマライザーという製品です）などが挙げられます。

これらのほかにも、細部まできちんとこだわり妥協せず生産されたオーガニック製品は、ＰＲＡで測定すると、大変品質が良いことが分かります。

いずれも、生産者さまは環境問題への関心を強く持たれており、薬剤が使われていない等の物理的な側面だけでなく、非物性的な面（エネルギー的な側面）も大切にされています。

このことから私は、オーガニックであれば無条件で品質が良いわけではない、そのオーガニック製品を作り出す際に、どこまで真剣にこだわり抜いているかで品質の良さが決まるのだということを痛感致しました。


繰り返しますが、有機・オーガニック認証等の〝特定の規定・基準〟をクリアしたものは、そのような認証を受けていないものより、比較的安全性が高いのかもしれません。しかし、多くの人々が真に求めているものは「Ａよりも、認証をクリアしているＢの方が安全」という程度の安心感なのでしょうか？ 少なくとも私はそうではないと思っています。

認証制度をクリアしたものを購入される方々の多くは、「安全で身体をより健康にしてくれるもの」が欲しいのであって、その背景には「病を遠ざけ、元気に、健やかに過ごしたい」という想いがあるのではないでしょうか。
もしそうであれば、現在の様々な認証制度はそのような皆さまの想いを〝充分に担保できるものではないのかもしれない〟という事実を意識し、安全なもの、より良いものを選択するための「新たな視点、新たな基準」を模索しなければならないのではないかと切に思います。

そこで、私自身が改めて提案したい1つの〝新たな基準〟があります。それは、「量子あるいはエネルギー的な側面からみた判定基準」です。

例えば、現在のオーガニックに関する認証制度は〝産地・生産工程・輸出方法など〟を判定の対象に絞り、厳格な基準を定めてきました。もちろん、私たちは物質社会で生きているわけですから、このような基準も大切なファクターではあります。しかし、時代は30年前40年前とは違い、私たちを取り巻く環境も大きな変化を遂げてきました。農薬などの薬剤を使用しないという前提は、より良いものを作るために今でも重要な要素ではありますが、従来の基準だけでは〝見過ごされてしまう様々な要因（水、土壌、大気の汚染や電磁波・磁場の影響など）〟が増加しているのではないかと、私は感じるのです。

その点、農地で出来上がった作物、あるいは様々な基準に基づいて製造された加工品など、出来上がった最終段階の製品を「量子あるいはエネルギーレベルで品質の良し悪しを判定するような認証制度（客観的に判断可能な一定の基準に則ったもの）」が存在していれば、途中の工程はどのようなものであっても、最終的に消費者の手に渡る製品に対して「これは本当に安全なものです」「これは使用しない方が良いでしょう」など、的確なアナウンスができるのではないでしょうか。

多くの厳格な基準をクリアしているかどうかを審査する必要がなく、製品の品質を確実に担保できるこのような認証制度があれば、消費者の皆様が製品を購入される際の確かな基準になるのではないかと私は考えています。

当院で使用しているＰＲＡを用いればそのような判定を行うことはもちろん可能です。更に言えばＰＲＡのみならず全世界的な傾向として、量子物理学に関する知見が広がりを見せる今、このような分野に取り組む様々な方、その他生産に関わる方々とより多くの情報を共有し、これからの時代にマッチした新たな基準を創りあげていきたいと願ってやみません。

また、現在私たちが考えているよりも国内・世界の〝有害物質あるいは電磁波等による環境汚染〟は進行しており、大気・土壌・水、それぞれが大変劣悪な状態になっています。このような中、これまでは一般的であった〝化学物質を含む薬剤を使用しない食品作り〟というスタイルを貫くだけでは、従来のような生き生きとした高品質な製品を生み出すことが難しくなってているのかもしれません。

例えば、自然栽培などの無農薬の農法は概ね〝環境にとってマイナスにならない生産方法〟ですが、これからの時代には〝環境にとってプラスになるような技術の導入〟も必要になるのではないでしょうか。奇しくも、私の周囲には〝水質や土壌を改良し、より良いものづくりを可能にする技術〟を持つ方々がおられ、実際にデータや成果などを確認させて頂いておりますが、本当に類を見ない素晴らしい結果が出ています。

また、それらの技術を使用することにより、生産者の生産効率や品質の向上が望めるだけでなく、結果的に土壌や水質などの環境改善にも繋がるわけですから、このような素晴らしい技術・製品・サービスの認知度が高まるよう、前述の新たな基準作りを含め、可能な限り尽力してまいりたいと思っております。

最後に、品質の良い食品を手に入れる（あるいは選ぶ）ことが難しいという方に、2つほどお勧めしたいものがあります。

1つは、食品に使用できる洗剤（ココ&ブルーシー社のココナツ洗剤や、ショウエイ株式会社の99.9野菜洗浄）で、これらの製品は大変お勧めです。

昨今我々が手に入れることのできる食材は非常に質が悪く、オーガニックのものでさえ、（一般の食材よりは遥かにマシではあるものの）身体の機能を低下させてしまうものも少なくはありません。

その原因の一つに「何らかの理由で付着してしまった有害物質」がありますが、これらの製品はそのような有害物質を洗い落とす為にご使用頂くことができます。当院でも実際に実験を行い、洗浄後には食材の有害性が大幅に軽減されたことを確認いたしました。

普段お野菜をコンビニやスーパーで買っておられる方は、ぜひこちらの製品を使用して、少しでも害を減らして頂ければと思います。

2つ目は、IBE社のπウォーター浄水器です。この浄水器を通した水からは「野菜が長持ちする」、「お出汁や素材の旨味をよく抽出する」、「化学調味料の味わいや香り等が緩和され、まろやかになる」などの効果が得られる為、ぜひお料理にご活用頂きたいと思います。

当院が行った浸水試験では、IBEパイウォーターが野菜、肉、豆腐などの有害性を低減し、食品の安全性を高める(対象物によっては、有益性が高まる)効果が確認できております ので、〝より安全でおいしい食事、食品〟を求める方にとてもお勧めです。

1-7 判断基準が変われば、選ぶものも変わる

私たちは日々、自分で判断して様々なものを取捨選択しています。

食べ物、日用品、友人、仕事、一つ一つ挙げていくと枚挙に暇がありません。しかし、それらの選択に関しては、私たちは全てを意識的・意図的に行っているわけではありません。というのも、人は〝無意識レベルの価値観〟によって、気づかない内に取捨選択の大半を行っているからです。

では、私たちが本当に自分の身体に合っているものを選ぶためには、どのようにすればよいのでしょうか。その答えは簡単で、取捨選択を間違えないよう〝無意識レベルの価値観〟をよりよい方向に変化させていくことです。そのためには、「ご自身の心身を大切にすること」、「ご自身のモノ選びの価値基準をより良いものに変化させていくこと」、この2点が特に重要であると私は考えております。

実は、日々の業務をこなしている中で、多くの患者さまに対して〝御身を大切にされていないのではないか〟と感じることがあります。確かに、忙しない現代社会の中で生活をしていると、頭を抱えるような悩みは幾らでも出てくるため、悩みを解決するためにエネルギーを割いてしまい、ご自身を大切にすることが二の次になってしまうのも分かります。中には忙しすぎて、悩む暇すらないという方もおられるでしょう。

忙しい中で、気がついたら病を患っていたという方も多く、中には発見が遅れてしまったが故に治療が難しいという場合も少なくはありません。そのような時には、もっと早くご自身の身体の声を聞いてあげられなかったのだろうかと、本当に悲しくなることもあります。

現在、私たちが一般的に病気として認識しているものは、実際には「心身の異常を知らせるためのシグナル」です。病気の進行や症状自体を抑えることも大切ではありますが、本当に大切なのは〝どうして病気になってしまったのか、原因は何なのか〟、など根っこにある本質を捉えて解消することではないでしょうか。

最近では代替医療が発展してきたこともあり、対症療法、根本治療といったワードを耳にする機会も増えてきました。現在では一般的な西洋医学的治療は「症状を抑えることや異物等の除去」に焦点を当てており、代替医療では「症状を抑えつつ、根本の原因を探り、解消する」ことを目的としているものが多いようです。

実際、病気になる原因の大半はその方の生活様式に隠れています。食生活やその他の生活習慣、対人関係などによるストレス、抱えている様々な悩み、ご自身の心の在り方、大まかに言えばこのようなところにそれぞれの病気因子が隠れており、因子となるものを除去（解決）することによって、初めて〝病にならない体質〟に近づいていきます。即効性を求めるような対症療法の多くは、症状が一時的に治まったとしても、生活やご自身が変わらなければ再度同じような症状、あるいは違う部分に新たな症状が出てきてしまいます。

そのため、病そのものを本質的に遠ざけようとするならば、心身の状態あるいは生活環境下に存在する「隠れた問題」を改善することが、遠いようで実は最も近道なのではないかと思われます。それが、本当の意味で自分を大切にすることに繋がっていくのではないでしょうか。

また、皆さんが心身をより健康な状態にするために、ご自身の身体に本当に合っているものを選ぼうと思えば、「病にならない、病を呼び込まない」という姿勢へと、意識をシフトさせていく必要があります。「病気になったら、治せば良い」という意識で生活を続けた場合と、「そもそも病気にならないようにする」という意識で生活を続ける場合とでは、意識が大幅に違うため、生活習慣にも自ずと何らかの変化が出てきます。

人は「病気にならないようにしよう、健康でいよう」と意識を切り替えると、何らかの運動習慣を取り入れる、日々摂取する食品の質にこだわるなど、健康で元気に過ごすためにアンテナを伸ばし、情報をキャッチするようにります。その結果、集まってくる情報の質が変わり、それに伴いご自身で選ぶものもどんどん変わっていくのです。

最終的に、そこで選ばれるものがどの程度身体に合っているのかはさておき、意識や価値観が変化していくことで、選ぶものや目に入るものは自然と変わっていきます。「食べたいな」と感じるものが変わってくれば、それはあなた自身が変わってきたサインであり、判断基準に変化が生じているのだと考えられます。

より良いものを選ぶためには、このような意識・価値観・考え方の変化が必須であり、ただ単に、〝なんとなく選ぶものを変えてみる〟、〝今までとは違うものを選べばいい〟というわけではありません。そのことをしっかりと覚えておいて頂ければと思います。

第2章

腸内細菌に想いを馳せる

2-1 微生物との共生が大切な理由

ヒトマイクロバイオームという言葉をご存じでしょうか。これはヒトと共生している微生物叢を指す言葉であり、各人が持つマイクロバイオームの組成は異なっています。その様相はまるで指紋のようだとも言われ、人は微生物のクラウド（雲）に包まれていると表現されることもあるようです。日本ではまだまだ一般的ではない話かもしれませんが、ヒトマイクロバイオームの研究は特に国外で盛んにおこなわれています。

微生物叢を採取・分析することによって微生物と健康状態との相関関係をひも解いていく、そのような研究が実際にはかなりのペースで進められているのです。

このように〝微生物叢〟の研究が近年になって進められている理由としては、「あらゆる生命は微生物と共生しており、少なくとも人においては健康状態と共生微生物群との間に確かな因果関係が存在する」ことが明らかになってきたことが挙げられます。

今では、書店でも手軽に様々なヒト腸内細菌に関する書籍を手に取ることができるようになりました。

遺伝子の数の違い

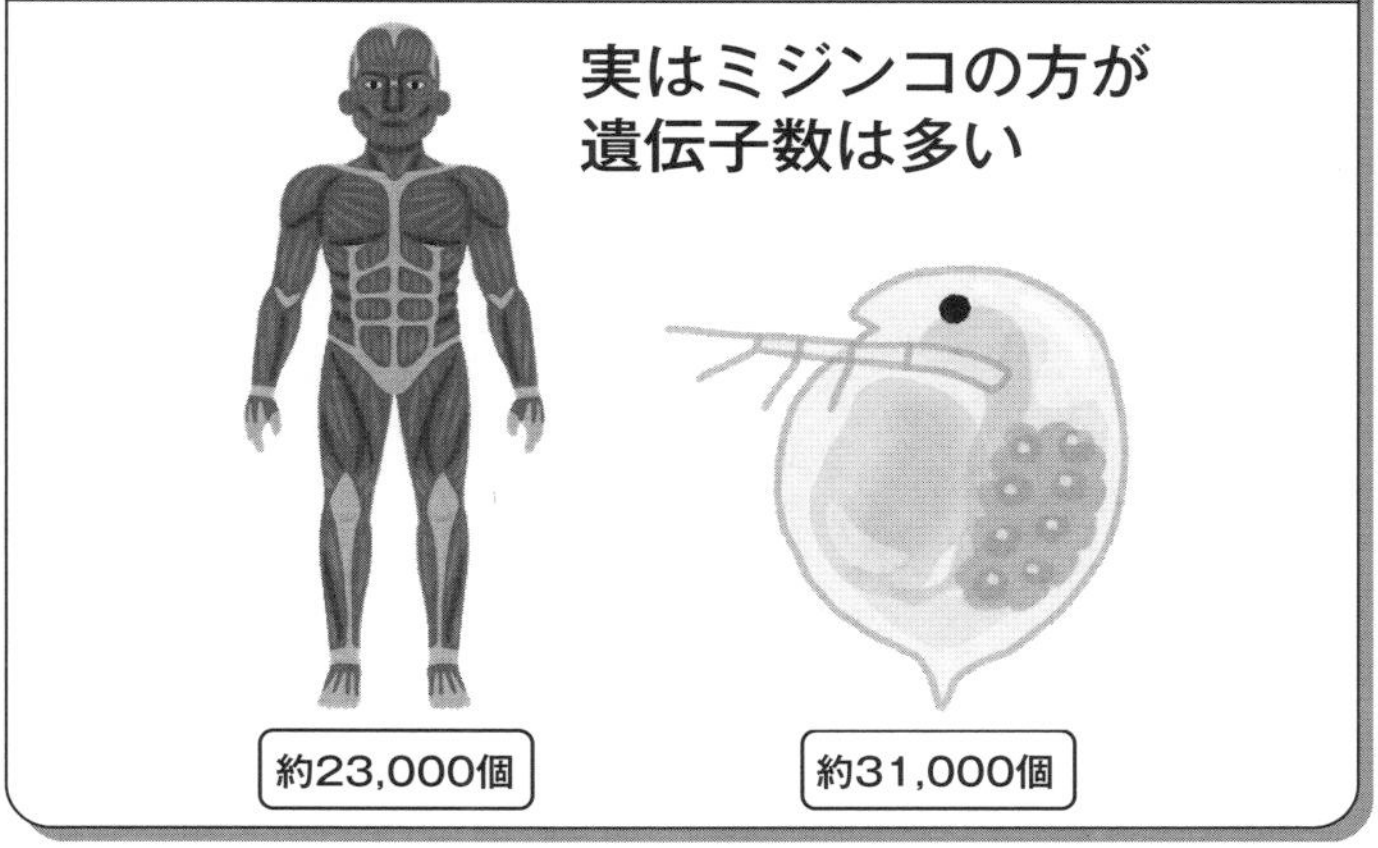

既に広く知られている事実の一つに「ヒトの持つ遺伝子の数よりも、腸内細菌群の持つ遺伝子の数の方が遥かに多い」というものがあります。

遺伝子はタンパク質を生み出す為の設計図のようなものですから、その数が多ければ多いほど、より多種のタンパク質を生み出すことができるということになります。

参考までに様々な生物が持つ遺伝子の数をご紹介しますと、今分かっている限りではヒトで23000個、ミジンコで31000個、イネで32000個、ヒト腸内細菌では1000万個を越えると言われており、ヒト自身が持つ遺伝子の数よりも、腸内細菌群の持つ遺伝子数の方が遥かに多いことが分かります。

ヒトのような複雑な生体組織においては、ミジンコやイネよりもより多くの遺伝子が必要なのではないかと感じられます。しかし、実際にはその逆で、ヒトの遺伝子数はそれほど多くありません。これについては、ヒトはヒト自身の遺伝子と、共生する腸内細菌群の遺伝子の双方を利用することで、自身に必要なものを作り出す機構を形成しているのではないかという考察がなされています。

つまり、ヒトは遺伝子レベルで腸内細菌群と共生共存しているということが明らかになっているのです。ストレスや偏った食生活等が原因で腸内細菌群の種類や量がどんどん減少する、もしくは、常在菌のバランスが極端に偏ってしまいますと、ヒトにとって必要な物質を作り出す機能が衰えてしまいます。そうなると、全身に様々な不調をきたす、自身の能力が十分に発揮できなくなるなどの多方面に渡る弊害が生じてしまうのです。

このような事実を踏まえれば、何か一つの食品で健康になれる（○○は身体に良い！など）、サプリメントを飲むだけで健康になれる、という考え方が如何に妄信めいたものであるかは、皆さまにもお分かり頂けるのではないでしょうか。

私たちの健康を根底で支えているのは共生する微生物群であり、私たちや微生物群が必要とする食べ物（の取捨選択）こそが、ひいては全身の健康に繋がるということを、先ずは念頭において頂ければと思います。これは、もっとも大切なポイントであると言えるでしょう。

2-2 腸内細菌群の遺伝子数がヒト遺伝子よりも多い理由

前述の通り、腸内細菌群の遺伝子数が、ヒト自身が持つ遺伝子の数よりも圧倒的に多いということは既知の事実と言えます。では、何故そのようなことになっているのか、その詳しい理由も気になるところではないでしょうか。

ヒトの腸内に存在する腸内細菌は概算で種類が数百、量が１００兆を越えています。このことから、単純にボリュームだけみると、腸内細菌の遺伝子数がヒト遺伝子数を遥かに超えている、ということが簡単に分かります。

そもそも微生物群の多くは、ある程度まとまった数の遺伝子を持っています。例えば、腸内に存在する大腸菌は約4400個程度の遺伝子を持つ（1種の菌だけでも内部にそれだけの働きを有している！）ことが分かっていますし、真菌類であれば1種が6000個から12000個程度の遺伝子を持つと言われています。

ヒトの持つ総遺伝子数が23000個弱であることを考えれば、それぞれの微生物が持つ遺伝子の数が多いように思われるかもしれませんね。これは、ヒトから見れば非常に小さな存在である1つの菌であっても、それだけ複雑な機構を保持しているということの表れでもあると言えます。

また、土壌菌や腸内細菌においては「菌同士が作り出すネットワークの形式」が非常に重要であり、どのようなコロニーが形成されるかによって、菌の働きそのものが変わってしまう事も少なくありません。例えば、カンジダはコロニーの環境によって菌糸型と酵母型を行き来します。腸内細菌もよく善玉菌や悪玉菌、日和見菌などと分類されることがありますが、それらどのタイプの菌であっても、存在する場の状況によって役割が変わってしまうこともあります。ヒトでも同様に、所属するネットワーク（組織・コミュニティ等）によって能力や性格などに変化が生じることはありますよね。細菌の世界においても、このような現象が起こることは決して珍しくはないのです。

私たちの腸内に存在する腸内細菌群は常に一定以上のボリュームを保ち、宿主と共に生き残るため、様々な戦略の元に活動を行っています。

宿主であるヒトにとって有用な栄養素（例えば酪酸など）を作り出すなど、数多くの遺伝子を持つ腸内細菌群が頑張ってくれているからこそ、僅か23000個程度の遺伝子しかないヒトが、生命の神秘とも呼べる複雑な機構を維持することが可能なのではないでしょうか。

また、逆に言えば「腸内細菌叢に問題が生じれば、機構の維持が難しくなる」とも言えますので、私たちはもっと親身になって、共生している相手、すなわち微生物群のことを考えなければならないのではないかと思います。

2-3 腸内環境を改善すると、どのようなことが起きるのか

「今から病気を予防しないと」「食事に気をつけないといけない」、このような会話がご近所同士の立ち話や喫茶店でも頻繁に耳にするほど日常的なものになっています。

では、そのような会話をされている方々が実際にどのような対策をしているのかと尋ねると「ヨーグルトを食べている」「玄米に変えてみた」など、恐らくはテレビや新聞、ラジオ等で手に入れた情報を元に思考錯誤されている様子が伺えます。このような実態を目の当たりにすると、本当に必要な情報が、必要としている方々に分かりやすい形で届きにくいのが現状なのだとひしひしと感じます。

「腸内環境を良くすれば○○が治る」というようなフレーズが巷に氾濫するようになりました。実際に腸内環境を改善することによって特定の不調や症状が治まるケースは確かに多数存在しています。このような事実に関しては既に「腸内細菌と特定疾患についての

研究」が各方面で進み、その成果が論文として数多く公開されていることからも、ほぼ間違いないものと考えて良いでしょう。

しかし、これは裏を返せば「腸内環境の悪化により様々な不調が生じている可能性」を示唆しているとも考えられます。また、更に踏み込んで言うのであれば「日常的に摂取している飲食物（あるいは使用している日用品等）が腸内環境の悪化に関与している可能性」について、私たちが改めて考え直さなければならない機会でもあるのです。事実、そのような内容の研究結果が次々と報告されています。

腸内環境を良くしたいという相談を頂く機会が増えましたが、二言目に「良いサプリメントはありませんか」と続くことも少なくありません。確かに、腸内環境を改善させる為にサプリメントを摂取することも1つの手段であり、むしろ摂取の必要性を感じるケースも多々あります。

しかし、そのような方々にも覚えておいて頂きたいのが「食べものこそが私たちを作る」

のであり、「食べものこそが病気を治すカギを握っている」という当たり前の事実です。確かに、腸内環境の改善策として発酵食品や食物繊維など「腸に良いもの」を摂ることも大切ですが、実はそれ以上に「腸に負担をかけるもの、腸内環境を悪化させるもの」が何かを知り、それを〝避ける〟ということには重要な意味があるのです。

例えば、昆虫や細菌、微生物等を死滅させるような薬剤、あるいは作物を無理矢理成長させるような化学肥料等を使用して栽培された作物は、様々な栄養素の減少、栄養バランスの偏り、有害物質の残留といった問題を抱えています。

そのような作物の代わりに有機・無農薬のものを選ぶようになれば全ての問題が解消されるというわけではありませんが、それでも一般的な慣行農法で栽培されたものと比べれば、人体や腸内細菌叢への負担は減少するのでないでしょうか。これはあくまで一例ではありますが、つまる所「有害なものを極力摂り入れない」ことにより、私たちの身体の中がクリーンな状態に近づいていく、と考えれば分かりやすいかもしれません。

折角良いものを摂っていたとしても、悪いものも一緒に摂っていればその効果は間違いなく低下します。ならば、先ずは悪い（と思われる）ものを可能な限り減らしていき、そこにプラスの効果がある食品やサプリメント等を摂り入れて頂いた方が、その効果は間違いなく高まるでしょう。

少し話が逸れましたが、多くの方が呪文のように唱えている「腸内環境を良くしたい」というフレーズは、ある意味では少し誤っているかもしれません。私としては「腸内環境を本来あるべき姿に戻していく」、つまり「理想的な状態、腸内細菌群が豊かな状態に戻していく」という意味合いの方がしっくりと来ると思うのですが、これを読んでおられる皆さまはいかがでしょうか。

土壌然り、腸内然り、環境を改善する為に先ず必要なことは、自然な状態、理想的な状態に戻す事であり、「どのような状態が自然と言えるか」を知ることが非常に大切です。

また、腸内環境を改善するということは、砂漠や荒れ地を緑豊かな自然環境に戻すような作業であり、その結果得られるのは、私たちの健康を支えてくれる豊かな微生物叢であると言えるでしょう。

私たちの腸内環境が、本来の豊かさを取り戻すことができれば、様々な疾病・不調の緩和や改善効果、代謝機能の正常化、精神の安定などが得られるのです。つまり「元気、健全、調和」などと表現される状態に近づくということです。

2-4 「微生物」は環境に応じて働きが変わる

前章でも触れましたが、菌の持つ性質、役割、働きといったものが、存在する環境によって変化するという事実は、既にご理解頂けているかと思います。

そこで、もう少し掘り下げてお話をさせていただきますと、例えば、身体の中で悪さをすると言われる菌が、万人に悪さを働くかと言えばそうではありません。宿主となる人の状態、腸内細菌叢の状態によっては、有益な恩恵をもたらす可能性を秘めているのです。生薬漢方の中には毒にも薬にもなるものが多数存在していますが、菌や微生物に関しても○○菌は有益、××菌は有害と先入観で捉えるのではなく、1つの存在の中に多様性があるという事実を知っておくことは、とても大切です。

そもそも、自然界において無数に存在する菌達は、菌同士が互いに複雑なネットワークを形成し、互いに個性を上手に引き出し合って共存しています。

自然環境下では、同一種の微生物達がごく小さなコロニーを形成するマイクロコロニーや、複数の種類を跨いで微生物群が凝集体を形成していくテロ凝集体といった共存の形がみられます。いずれの場合も単体の菌のみが活動を行っているわけではなく、複数の存在によってコロニーが形成されており、それは人間社会における組織あるいはグループを連想させます。

集団を構成する人や周囲の環境等によって、その集団の性質が少なからず変化することは容易に想像できます。これは私たちの腸内細菌叢においても同様の事が言えるのではないでしょうか。

腸内細菌叢においては、「微生物群の多様性が守られている状態」こそが、健全な状態を示す一つの指針であり目標とも言えます。しかし、現代では食の偏り、微生物群にとって有害な化学物質等の摂取吸収、宿主の精神性の低下（悪化）等、様々な要因によって腸内細菌を取り巻く環境は劣悪な状態になっていることが多いように思われます。

腸内に存在する菌にとっては私たちの食べたものが主な栄養源であり、生きていく上での糧となるため、腸内環境を改善する上で「食べものの選択」は非常に重要であると言えます。しかし、それだけに留まらずに、同時に食事によるお手当て以外の「環境的な要因」にも目を向けたい所です。

具体的には、宿主であるヒトの意識（無意識）・精神状態・思想などがこれにあたります。例えば、宿主であるヒトが精神的に不安定な状態となれば、体機能や神経系の働きが低下するため、必然的に腸内環境が悪化します。怒り、悲しみ、不安などの強い負荷（ストレス）に晒されていれば、どれだけ物理的なケアを施したとしても、その効果が著しく低下してしまうことは間違いありません。

また、「治るはずがない」「私は不幸だ」「どうしようもない」などのネガティブな思想・

思考が強い場合にも、上記と似たような傾向が出てしまう為、やはり腸内細菌群にとっては住み心地の悪い環境へと変化してしまいがちです。

精神や心といったものと、腸内細菌叢との間に密接な相関関係があることは複数の研究によって明らかにされています。腸内細菌叢をより良い状態へと変化させるためには、少なくとも私たちが可能な限り「ポジティブな（安定した）精神状態を保つ」事が非常に重要であります。

そうすることで腸内環境が良くなれば、自ずとネガティブな思想が減っていくこともまた事実です。微生物叢が安定し、理想的な状態に近づけば、人の精神も安定するのです。腸内環境が精神状態を左右しているということも、私たちは忘れてはなりません。

庭の植物に優しく水をあげるように、自分自身、そして腸内細菌群のお世話をする習慣を生活の中に取り入れることができれば、その結果は恐らく皆さんを裏切らないでしょう。また、その際にはお手当をする為の知識を予め十分に得ておくことも非常に大切です。結果を急がず、正しい知識を持って、お庭を作り上げるようにじっくり時間をかけていくことができれば、腸内環境は確実に変化していきます。

腸のお手当は焦らず、じっくり、しっかり、といった姿勢がとても大切です。自分の身体とゆったり向き合う、そのような姿勢で時間をかけて丁寧に取り組みましょう。

2-5 伝統的な食生活は腸を豊かにする？

皆さんは伝統的な食生活と聞いて、どのような食事を思い浮かべるでしょうか。日本人の場合ですと、大抵は昔ながらの和食をイメージすることが多いのではないかと思います。和食は欧米食等と比較しても確かにヘルシーであり、栄養バランスも良く、腸の機能を高める為に必要な食物繊維も豊富です。

和食と呼ばれる食の形態そのものが、身体に良い効果を及ぼすであろうということは、私たちの経験を踏まえてみても疑いようのない事実であると言えるでしょう。また、沖縄琉球料理やジョージア（旧グルジア）の伝統食等も、同様に健康長寿に貢献してきた実績のある素晴らしい料理としてよく語られます。

しかし、現代日本人が改めて「和食を食べれば腸が豊かになり、健康になれるか？」と聞かれれば、残念ながらＹＥＳと断言する事は難しいでしょう。何故ならば、昔と同じ伝統的なスタイルの和食であったとしても、昔と今を比較すると、料理に使用される食材の質、調理器具の質、調味料の質、あるいは水の質などがケタ違いに悪くなっていると予想されるからです。

和食に限らず、巷にはよく「〇〇を食べれば健康になる」と書かれた本が並んでいますが、何か特定のものを食べるだけで健康になれるのであれば、既に元気な人間が世に溢れているはずです。時代の流れが加速する一方で、増え続けるのは病人ばかり、更には体調が悪いだけでなく気持ちが落ち込みやすい方々も増えていると耳にします。

昨今では、和食を好んで食べる高齢者の中にも、不調を抱えておられる方が多く、和食を頂くだけでは健康体を維持することができないという事実は、皆さまも十分肌で感じておられるのではないかと思います。

では、私たちは実際にどのような食生活を送れば、少しでも健康に近づくことができるのでしょうか。その答えの1つを、次の2つの図に表してみました。**図1**にはできれば選びたい食品の基準を、**図2**には逆に避けたい食品の基準を簡潔に示しています。

何故ここでこのような図を出したのかと言いますと、意外にも食品を選ぶ際の基準が分からないと仰る方が多いからです。

例えば、腸に発酵食品が良いという事実は皆さんよくご存知ですが、どのような発酵食品が良いのかと聞かれれば、恐らく答えられない方がまだまだ多いのではないかと思います。そんなことはない、味噌やぬか漬けなどすぐに思い付くという方もおられるでしょう。しかし、私がここで言いたいのは〝味噌やぬか漬け〟なら無条件で何でも良い、という訳ではないということです。

例えば、ある発酵食品を作るにあたって、使用している原料、水質、発酵容器の材質など、何か1つの要素が変わるだけでその製品の品質は大きく変わってしまいます。有害な添加物が入っていないというのは安全な製品を作るための最低限の条件であり、薬剤不使

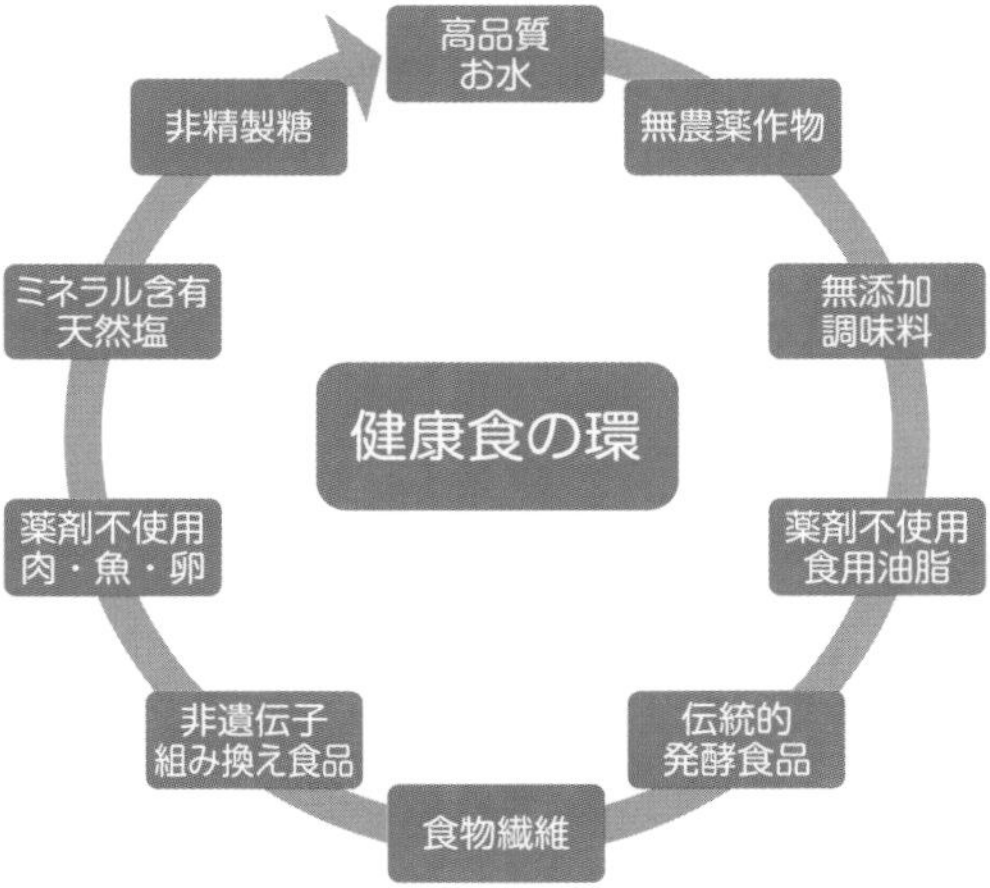

図1

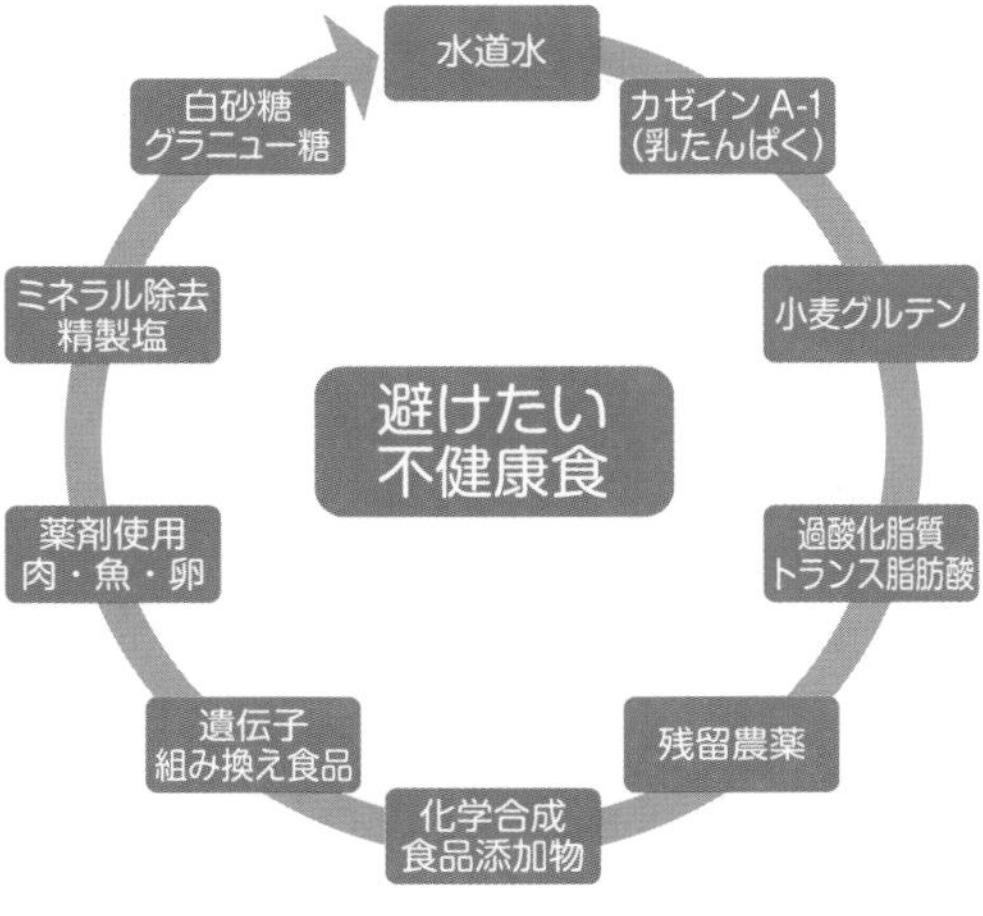

図2

用の原料か、水や塩にはこだわっているかなど、良い製品か否かを見極める為のポイントは実は他に沢山あります。

さらに、最近では発酵食品の代表格とも言える〝キムチ〟や〝漬物〟でさえ、発酵させずに作られているものもあるのです。これらは調味料を使って〝風味付け〟された製品で、本来の発酵食品のような恩恵は受けることができませんので（それどころか、むしろ身体にとって有害であると考えられます）間違えて購入しないよう、気を付けて頂きたいと思います。

もし本当に食生活を改善することで健康を手に入れたいのであれば、野菜を毎日しっかり食べる、発酵食品を摂る、脂っこいものを減らすという「○○をすれば良い」というレベルではなく、摂り入れる〝食品の質〟にもこだわることが、とても重要になってきます。

ゴーヤががん細胞を98％死滅させるからゴーヤジュースを飲んでいる、人参ジュースはがんに効果があるらしいから飲んでいるという方もおられますが、最低でも〝原料が無農薬、無添加〟でなければ、有害物質も併せて濃縮された液体を飲んでいる事になり、却って危険かもしれません。

このように、何に気を付ければ良いのか、どこに気を付ければ良いのかなど、健康を守る為に学ばなければいけない事は本当に山ほどあります。それほど「現代社会で生活しながら命を守る」という行為は決して簡単なことではないのです。

しかし、それでもご自身や身の回りの方をおもんばかるのであれば、本著を通じて様々なことを知って頂き、「本当に良いものを選ぶため」の参考にして頂ければ幸いです。

2-6 自然環境と心身の関係

住んでいる地域が違うと、そのエリアに応じて腸内細菌種に違いが出るということは様々な研究により明らかにされています。

例えば、アマゾンやタンザニア、パプアニューギニアなど、豊かな自然環境が残る幾つかの地域に住む人々の腸内細菌種は、米国やイタリア等の都市圏に住む人々と比べ豊富であることが判明しています。同様に、農村地帯に住む子供たちの腸内細菌種は、やはり都市部に住む子供たちと比べ「多様性がみられる」ことが分かっています。

腸内細菌、腸内フローラと聞くと私たちはすぐに「腸の中にある細菌群の話だな」と考え、「腸内環境を改善するには」との問いかけに対し「腸内環境を作りだすのは食べ物だ、だから食べ物を変えないといけない」と連想しがちです。

確かに、腸内細菌叢を変化させる為に手っ取り早いのは「腸の負担にならない、質の良い食べ物を食べる事」でしょう。しかし、良い物を食べていれば、それだけで腸内環境が良くなるのかと言えば、必ずしもそうとは限りません。

私たちの身の回りには、菌による発酵を促進しやすい環境と、腐敗を後押しする環境があります。これは何も環境中に存在する菌種によってのみ決まるわけではありません。実は「場の空気」の状態によっても、菌類の性質や働きが変わってしまうことがあるのです。

遠赤外線を放出する素材（備長炭など）を使って食材を覆う実験では、鮮度の高い状態がキープされる、腐敗が始まるまでの時間が大幅に伸びるという現象が確認されています。このように鮮度等が変化する現象は、昨今では決して珍しいものではありません。

実際、場の空気、場を満たしている振動（バイブレーション）に応じて、その場に存在するあらゆるものは少なからず影響を受けています。これに関しては、微生物、腸内細菌群も例外ではないでしょう。

物理学者であるマックス・プランク氏が「あらゆる物質は振動しており、固有の振動数を持っている」と過去に述べたように、全ての物が振動している以上は、周囲の振動、つまりバイブレーションによって私たちは何らかの影響を受ける可能性があるということを、完全に否定することは難しいのではないでしょうか。

事実、物が劣化しやすい環境があれば、長持ちしやすい環境もあります。病気になりやすい環境や、なりにくい環境というものも存在しているのです。

波動医学が発達した国の代表とも言えるドイツには、ジオパシックストレス（地球から放射されるエネルギーが原因とされる負荷）によって人が病気になるという一つの考え方が存在しています。また、ジオパシックストレスゾーンを回避することで、治療を行うことなく末期がんから回復したといわれる症例は優に700を越えています。

電磁波などもそうですが、この世には私たちの目では捉えることのできない様々なエネルギーが充満しており、それらによって人間は良くも悪くも影響を受けているという事実を、私たちはそろそろ直視しないといけないのではないでしょうか。

このような「非物性的なエネルギー」の中で私たちは物理的に存在し、生活を営んでいるのです。

突然ですが、皆さんは毎日地球や自然環境に感謝しながら生活をされていますか。恐らくそのような人はかなりの少数派なのではないかと思います。私も含め、現代を生きる多くの人が、日常生活の中で自然を感じる機会は大変少なくなっているのが現状です。

水がなければ、土がなければ、あるいは木や草、花がなければ、虫がいなければ、あらゆる生態系が死に絶えれば、私たちが生き続けることはできないでしょう。私たちが意識していなくても、自然は沢山の恩恵を我々に与えてくれています。そして、自然は物理的な側面だけでなく、エネルギー的な恵みも私たちにもたらしてくれるのです。

例えば、森林浴を行うことでストレスホルモンが減少します。他にも交感神経の活動が抑制され副交感神経の活動が優位になる、NK活性が高まり免疫機能が向上する、抗がんタンパク質の増加、前頭前野の活動が沈静化し、リラックスする等の効果が確認されています。

更に、NK活性に関しては森林浴の1日目で27%増、2日目では53%も増強されることが判明しております。つまり、森林浴を行うことでがんに対する抵抗性が高まり、身体機能も良好な状態に調整されるということは、はっきりと証明されているのです。

このように、自然環境の持つ力とは本当に素晴らしいもので、森林浴一つをとってみても、私たちはこれだけのポジティブな作用を享受することができるのです。

ご存じの方も多いと思いますが、腸の働きは神経によって強く支配されており、ストレスなどに対して敏感に反応を示します。

例えば、嫌な人、苦手な人に会うとお腹が冷える、親しい人と一緒にいるとお腹の底から温まってくるという現象があります。「お腹が冷える相手とは付き合うな」と言う表現もありますが、このような現象は人にとってごく自然な反応であり、ある種の防衛機能とも言えるのです。

これは、〝腸の動きや機能〟と〝ストレス〟との間には、強力な相関関係がみられるということで、どのような人々と付き合っているのか、所属している組織、居住空間、自然環境の有無など、それらの要素全ては腸に対して総合的に影響を与えていると言えるでしょう。


先ほどの森林浴もそうですが、近年では自然環境が人に与える効果の中でも、精神的ストレスの緩和、リラックス効果に特に注目が集まっているようです。自然音と脳の関係に関する研究では、自然音を聞く事によって、〝リラックス状態と関連性がある脳の特定部位〟が活動的になることがわかっています。

また、独立行政法人森林総合研究所の研究によりますと、森林浴以外の環境、例えば農地、海岸などの自然環境においても一定の心理的セラピー効果がもたらされたとする結果が示されています。さらに、一言で自然環境といっても、森林、農地、海岸など、それぞれの場所が異なる作用を持つ可能性が示唆されており、例えば森林では緊張や不安、落ち込みなどが緩和、農地では疲労や混乱、海岸では怒りや敵意といった項目において改善あるいは改善傾向がみられたとするデータが出ています。

このデータからは、二つの事が読み取れるのではないかと私は考えます。第一に、それぞれの環境から受けるエネルギー的な影響により、人間の精神面に多様でポジティブな変化が生じたことが挙げられます。精神面が安定すると、腸内細菌のポジティブな活動（人にとって有益な活動）が活発になります。そうなると、さらに人間の精神面が安定するという、プラスのスパイラルが生まれます。第二に、自然環境下に存在する様々な微生物群の影響が考えられます。人間が自然の中で過ごすとき、周囲に存在する微生物が皮膚に付着、あるいは体内に取り込まれていきます。それにより、もともと持っている腸内細菌群にプラスの影響が与えられるのです。

森林、農地、海岸など各環境に存在する微生物群が、それぞれ独自の作用を私たちの腸内環境に与えてくれるということです。

このようにデータを読み解いていくと、自然環境との触れ合いが、直接的あるいは間接的に、腸内環境に対して非常にポジティブな影響を与えているであろうことが容易に推測できるでしょう。

つまり、私たちが真に健康な状態を求めるのであれば、「自然環境との調和」が切り離すことのできない一つの大きなテーマとして存在していることは間違いありません。心身の健康と自然環境との関係性を知ることは、同時に腸内環境と自然環境との関係性を知ることでもあります。

もし皆さんが腸内環境をよくしたいのであれば、ひいては本当に健康になりたいのであれば、人工物に囲まれた生活を一旦横に置いて、自然と触れ合う時間、自然の豊かさを慈しむような機会を設けることが必要ではないかと、私は考えます。自然の中に身をおくことは腸内環境を改善するための重要なキーであることを、決して忘れてはいけません。

第3章

量子エネルギーとPRA検査

3-1 「見えざるもの」を解明する量子テクノロジーの台頭

これまで、一般的な科学的領域において「目に見えないもの（視認できないもの）の存在」は、どこか軽視される風潮がありました。いわゆるサイキックなエネルギーの存在、霊といった存在などもそうです。そのような非物質的なエネルギーの話題が提示されても、（現時点で）科学的な根拠によって解明することができないものは「非科学的である」と一蹴されてしまうという事実は、皆さまには十分にご理解頂けていると思います。しかし、昨今では今まで「非科学的」であるとされてきた事象を、科学的に説明することが可能になってきているのです。その背景には「量子」に関する研究の発展も、大きく関与しています。

２０２０年現在、「量子」という言葉は既に一般社会へ浸透し始めており、誰もが知るような大手企業では〝量子情報を用いた技術〟の開発に余念がありません。今後、量子コンピューターの台頭によって〝既存のセキュリティシステムが全て崩壊してしまうかもしれない〟と危惧されるようにまでなりました。しかし、一方では量子と呼ばれるエネルギー領域を活用することによって、テクノロジーの進化に新たな可能性が拓かれるのではないかと、多数の研究者が肯定的に考えていることも、また事実なのです。

さて、量子力学、量子物理学といった分野に興味のない方からすれば、「あまり小難しい話をされても」と思われるかもしれません。しかし、ご安心ください。本章では、量子と呼ばれる領域が現代においてどのように活用されているのかを始め、量子エネルギーを利用した測定器について、極力分かりやすい形で、皆さまにご紹介できればと思っております。

そして、後で説明させていただくような「目で見ることができない量子エネルギーの状態を測定する技術」が既に存在し、実際に様々な方面で活用されているという事実をご理解頂いた上で、本著のメインテーマである「本当に身体にいいものを選ぶ究極の方法（PRA検査）のご紹介」へと、改めて筆を進めてまいりたいと思います。

3-2 細胞が放つ光子 ―バイオフォトン―

私たちの目で量子レベルのエネルギーを捉えることは難しいかもしれません。しかし、近年発達してきた1つの研究分野に「生体光子（バイオフォトン）」と呼ばれるものがあることは、ご存じでしょうか。バイオフォトンは特殊な技術を使って撮影を行うことで実際に目で見ることが可能になります。実は、有機生命体はこのバイオフォトンと呼ばれる光（エネルギー）を利用しており、人もその例外ではないのです。

では、生命体がどのような形でフォトンを利用しているのかと言いますと、例えば細胞間における情報シグナルの伝達機能がそうです。人体で言えば、この役割は主にホルモンが行っているわけですが、実はホルモンだけでなくフォトンも使われているのです。そしてフォトンを使った情報伝達が行われているということは、以前から明らかになっていました。

フォトンを情報伝達に利用するメリットは、ホルモンのような生化学物質と比較した際に「圧倒的な速度で情報を伝播することが可能である」という点が挙げられます。光は

1秒間に約30万ｋｍを移動することが可能であり、これは地球で言えば赤道周りを7周半周回する距離に換算することができます。このような速度で移動可能なフォトンが情報伝達に使えるということであれば、ホルモンによる情報伝達と比べ、圧倒的に効率がよいことが分かります。

現在、多くの方が使用されているインターネット回線にも「光」が使われていますが、その詳細なメカニズムをご存じでない方も多いと思います。よく考えてみますと、私たちは日頃から「光を利用した情報伝達」の恩恵にあずかっているわけですが、光回線の場合、デジタル情報を乗せた電気信号を光へと置き換え、ファイバーケーブル内を高速で通信させています。

電気信号から変換され、膨大なデジタル情報を保持した光は、レーザー光の高速点滅という形で送受信されていますが、米ベル研究所（Nokia Bell Labs）が２００１年に試算した理論値によりますと、同様の通信技術において通信速度は１００テラビット／秒までは可能であることが分かっていました。また、２０１７年の時点では、ＮＴＴとＫＤＤＩ総合研究所、住友電気工業、フジクラ、古河電気工業、ＮＥＣ、千葉工業大学が研究開発を行うマルチコア光ファイバーによって118．5テラビット／秒の通信が実現しております。

光を用いた情報伝達機能にそれだけのポテンシャルがあるという事実が、既にこのような形で公表されているわけですが、それでは生体内におけるバイオフォトンの情報通信能力とは一体どのようなものなのでしょうか。

ドイツの生物物理学者フリッツ＝アルバート・ポップ博士によりますと、体内中に存在する各ＤＮＡは数十億ヘルツ（数十ＧＨｚ）で振動し、ＤＮＡが1回の振動につき1つの光子を放出することが明らかになっているようです。つまり、ＤＮＡからは毎秒数十億の光子が放出されており、さらに、それらの光子は様々な情報データを保持しているわけですから、バイオフォトンを用いた情報通信のレベルがいかに高度なものであるかは、容易に想像ができるでしょう。また、人間の脳内においては、毎秒10億以上の光子が放出されているという事実が米マサチューセッツ工科大学（ＭＩＴ）によって確認されており、光を利用した膨大なデータ量の情報伝達が行われているという事は疑いようがありません。

そこで、一つ意識しておきたいことがあります。

生体が利用する光、インターネットなどの情報通信が利用する光、この両者は同じように光子を用いた情報通信ではありますが、アナログ信号・デジタル信号という違いがあります。バイオフォトンはアナログ信号であり、インターネットなどで使用される光はデジタル信号です。この両者の違いはよくデータの連続性という形で表されますが、その差はレコードとCDを比較に出してみると分かりやすいかもしれません。

例えば、レコードのように磁気情報をアナログ信号で記録している媒体には、可聴域に含まれないような情報も、連続的に全てが記録されています。一方、CDの場合は音源をデジタル信号に変換する際に0か1でしか記録変換できないため、0．1や0．3といった微細な振動情報が全てカットされてしまっているのです。確かにクリアな音質にはなっているものの、デジタルに変換する際に「波の連続性が失われてしまう」ため、アナログ媒体と比較した場合には「空気感などの微細な情報」が欠損してしまっています。

生体が利用している光、インターネットなどで情報通信に利用されている光、同じような高速情報通信ではありますが、アナログ信号、デジタル信号といった違いがある以上は「光子に記録される情報量や性質」に何らかの差が現れることは間違いないでしょう。

今後、人が自然に利用しているバイオフォトンでの量子情報通信能力は、様々な通信機器、デバイスによって「デジタル信号に変換され、利用される」ことになるでしょう。脳波を用いて物体を操作する、機器を用いて疑似テレパシー通信を行うといった技術が既に公開されていますが、電子機器を用いたこのような技術は〝生体が持つポテンシャルの一部を切り取って、使っている〟ものであり、人が持つ従来のポテンシャルを存分に活かしたものとは現状では言えません。

しかし現実には、これらの技術は利便性の高いものも多く、多くの人たちがその恩恵にあずかっていることは確かでしょう。何らかの理由で身体に不自由さのある人たちが、これらの技術に大変助けられていることも事実です。その一方で、特に使う必要性のない人がこのような機器・デバイス等に頼ることによって「人が本来持っている能力の使い方、あるいは感覚機能」が麻痺もしくは低下していくことを私は憂慮します。既に現代人の多くが様々な理由で能力の低下を余儀なくされており、身体能力、自然治癒力、感覚機能など、そのいずれもが少しずつ劣化しつつあるという現実があるのです。

「利便性を高める技術」は、忙しく厳しい現代社会を生きる私たちにとって非常に頼りがいのあるものです。しかし、あまりにも度を越して頼りすぎてしまうと、私たちの身体や精神を弱体化させ、ひいては種の存続の危機に繋がる恐れすらあります。

科学、とりわけ量子物理学の発展により、生命の持つ能力に関して様々な事実が明らかになりつつあります。ですが、このような時代だからこそ、私たちの内に宿る本来の能力を信じ、高めていかれることをぜひ皆さまにお勧めしたいと思います。

3-3 振動（バイブレーション）が物質に与える影響

量子論の父と呼ばれ、ノーベル物理学賞を受賞しているドイツの物理学者マックス・プランク博士は「すべての物質は固有の振動数を持っている」とする論説を後世に残しています。このような考え方は、量子力学以外の機械工学などにおいても既に一般的なものであり、決して珍しいものではありません。

例えば、ワイングラスに特定の振動数を与えることで共振現象を引き起こし、破壊するという実験があります。この実験では、ワイングラスの持つ固有振動数と同等の振動数を外部から一定以上の強度で与え続けることにより、ワイングラスを破壊していますが、特定の振動数を放射するような機器を用いずとも、実は「人の声」などで割ることも可能です。

人の声で再現することが可能な理由は「人が声を出す際に振動数を調整することができる為」であり、ボイストレーニングなどで経験を積まれているような方であれば、再現可能なのではないかとみられています。

また、更に言えば、人は声を用いずとも特定の振動数（周波数）を持つ電磁エネルギー（電磁波）を外側に向かって放出しています。

以前より、動植物を含む様々な有機物は一定のテラヘルツ波（電磁波）を放出していると言われていましたが、バイオフォトンを巡る様々な研究によって「人体やその他の動植物からは生体光子が放出されている（電磁的エネルギーが放出されている）」という事実が明らかにされ、その裏付けが改めてとられました。実際、有機生命体がこのような一定の振動数を持った電磁的エネルギーをどのように活用しているのかについては、まだ未解明な部分も多く、世界中で研究が進められています。しかし、体内中に存在する様々なタンパク質が特定のテラヘルツ周波数によって共振することや、人体内の細胞間ネットワークにおいて、特定の振動数を持つ光子が情報伝達に活用されているという事実が、既に明らかになっていることから推察しますと、恐らく私たちが考えている以上に「生命体は振動エネルギー（バイブレーション）によって、その活動を大きく左右されている」のではないでしょうか。

米の著名な細胞生物学者であるブルース・リプトン博士は、著書『思考のすごい力』の中で以下のような趣旨のメッセージを記されています。

「細胞のふるまいはＤＮＡの働きのみによって決められているわけではない。細胞膜には環境が発する信号をキャッチするエネルギー受容体が存在しており、受け取った信号は人の知覚・思考というフィルターを通して処理されている。つまり、ＤＮＡ及び細胞の振る舞いを考える上では、細胞を取り巻く環境（エネルギー場）が非常に重要なファクターであり、また、環境をどのように知覚・認識するかという〝それぞれの持つ思考〟こそが、より重要である」

同氏は、エピジェネティクスと呼ばれる遺伝子の研究分野において様々な事実を確認された末、このような考えを持つに至ったようですが、「思考あるいは意思といった非物質的なファクターが心身に強い影響を及ぼす」という事実は、バーニー・シーゲル著『奇跡的医療とは何か』などの中においても多数の臨床例が紹介されており、強い相関があることは恐らく間違いないだろうと考えられます。

では、実際に振動（バイブレーション）が医療に使われている例としては、どのようなものが挙げられるでしょうか。例えば、ドイツの振動医学である「バイオレゾナンスメソッド」による測定・治療や、松岡博士の開発された医療機器「ＡＷＧ」による周波数治療、古くはロイヤル・レイモンド・ライフ博士の行っておられた「特定の周波数を持つ光を照射する」方法などが有名でしょう。国内外において、このように〝非侵襲性で且つ人体にとって負担にならないバイブレーション（電磁エネルギー）〟を用いた療法は、現在までに様々な研究者・医師・自然療法家などが実践し、結果を残してきています。

これまで述べてきたように、特定の振動（バイブレーション）が物質に様々な現象を引き起こすということは、科学的にも証明されているのです。様々な現象の中でも振動（バイブレーション）の持つ力を視覚的に確認しやすい例を挙げるとすれば、冒頭のワイングラスの実験でも紹介させていただいた「共振（共鳴）現象」ではないかと思います。「共振（共鳴）現象」は、ある物質が保持している固有の振動数に対し、同様の振動数を外部から与えることでエネルギーが増幅していく現象を指します。

他にも、振動（バイブレーション）の様々な性質を表す〝視覚的に確認が容易な現象〟についていては、動画サイトなどで特定のキーワードを入れて調べますと、様々なものをご覧いただくことが可能です。

特定の振動数（例えば、528Hzなど）を与えることで板上に幾何学模様を描き出す「クラトニ図形（※QR1）」や「ウォーターサウンドイメージ（※QR2）」などが有名ですが、その他にも物体を音でコントロールするもの、流水の形状を変化させるもの（※QR3）など、実に様々なものが存在しておりますので、ご興味のある方は一度ご覧頂ければと思います。

※（※QR）と記載のあるものは、該当のQRコードを読み込んで頂くことでYOUTUBE動画に接続できます。お手持ちのスマートフォンにQRコードを読み取る機能があるようでしたら、ぜひ確認してみて下さい。

QR1　タイトル：Amazing Resonance Experiment!
URL（https://www.youtube.com/watch?v=wvJAgrUBF4w）
内容：グラトニ図形動画

QR2　タイトル：The beauty of twelve piano notes made visible on CymaScope
URL（https://www.youtube.com/watch?v=9al397N6Tzs）
内容：ピアノ音で変わる水面の波形動画

QR3　タイトル：Amazing Water & Sound Experiment #2
URL（https://www.youtube.com/watch?v=uENITui5_jU）
内容：与える周波数で水流が変化する動画

3-4　PRAの持つ素晴らしい機能

当院では、患者さまの診断、あるいは様々な製品がその方の身体に合っているのか（適しているのか）などを確認するために、PRAと呼ばれる測定機器を用いております。

PRAは、患者さま（測定したい方）の毛髪や爪など、細胞の一部さえあればご本人がその場から離れていてもリアルタイムな健康状態を測定することが可能な為、遠方で来院することが難しい、身体が自由に動かず医療機関を訪ねることができない等、通常であれば医療を受けることが困難な

PRA本体画像

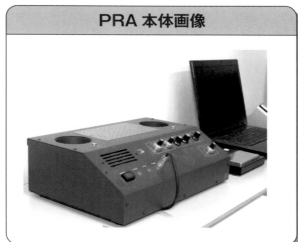

方々にとって、非常に有益な測定機器であると考えられます。

また、ＰＲＡは遠隔治療、遠隔診断が容易に可能（検体の送付のみ、来院が不要）であることから、ｗｉｔｈ（アフター）コロナ時代と呼ばれるこれからの時代に、とてもマッチした機器であることは間違いありません。更にこの原稿の執筆時点では、第２波第３波の到来や感染者数の増大といった情報も流れてきています。また、10年前後のスパンで新たなウイルス、未知のウイルスが地球上に出現しているという歴史も確かに存在しています。

今後、どのようなウイルスや細菌が流行するのかは分かりませんが、安全に遠隔診療を行うことが可能なＰＲＡは、ぜひ沢山の方にご活用頂きたい機器であることは間違いありません。

さらに、ＰＲＡは一般的な西洋医学的検査において、原因不明と診断されるような患者さまの「不調を引き起こす根本的な要因」を深く追求することが可能な機器でもあるため、国内外の医師らが医療機関において「根本原因の追究」や「薬剤やサプリメント等の適・不適チェック」を中心に活かしておられるという実績があります。

ＰＲＡにはコードと呼ばれる「エネルギー情報」をプログラミングする独自の治療法があり、人体へ直接インプットするパンチショット法や、飲料水へ情報をインプットし、それを「情報水（処方水）」として飲用して頂くといった方法で活用されております。上記のような治療法に関する症例等のご紹介は、ＰＲＡ臨床応用研究会発行の書籍『波動医療と呼ばれて』の中に様々な医師達のレポートとして掲載されておりますので、もし気になられましたら、一度お手にとって頂けますと幸いです。

さて、測定や治療の双方において「非侵襲性で心身への負荷がなく、利便性が高い」という点は、ＰＲＡを活用する上でとても評価できるポイントであると思われます。

現在は医療現場を中心に長く活用されているＰＲＡですが、恐らくこれを読んでおられる多くの方は「どうして、毛髪等でリアルタイムに健康状態をモニタリングすることができるのか」と、疑問を持たれるのではないかと思います。

そこで、この測定原理の詳細に関して、ここで簡単にご紹介しておきたいと思います。

毛髪などで測れる仕組み

毛髪などで測れる仕組み1

細胞と本体（ヒトを含めた全ての生き物）は常にバイオフォトンという光を使って情報のやりとりをしています。
※タンパク質の合成に使用されないDNAが、代わりに光バイオチップとしてハイパーコミュニケーションに使用されることは既に発見されています。

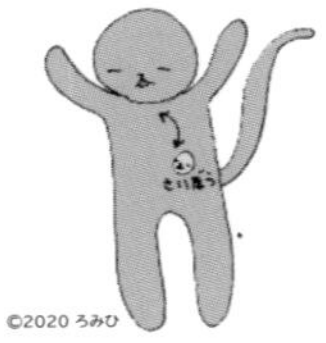

毛髪などで測れる仕組み2

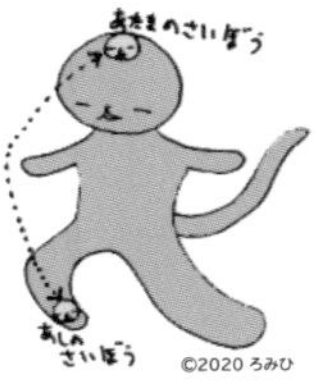

ヒト本体は小さな細胞の集まりです。頭の細胞から足先の細胞まで、細胞のサイズから考えると、とてもとても遠い距離でも、バイオフォトンの光通信は余裕でとどきます。
※一個体として生きるためには全細胞が同じ情報を常に共有している必要があります。

毛髪などで測れる仕組み3

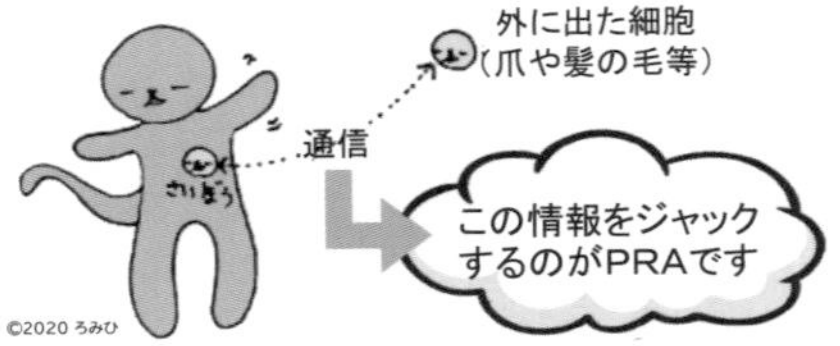

どこまでも飛んでいけるバイオフォトンなので、細胞が体外など遠くへ離れていても、体外に離れていった細胞が生きている限り、情報をやりとりしています。
※特に毛髪は何千年前のミイラにでも残っているくらい、長生きする細胞です。

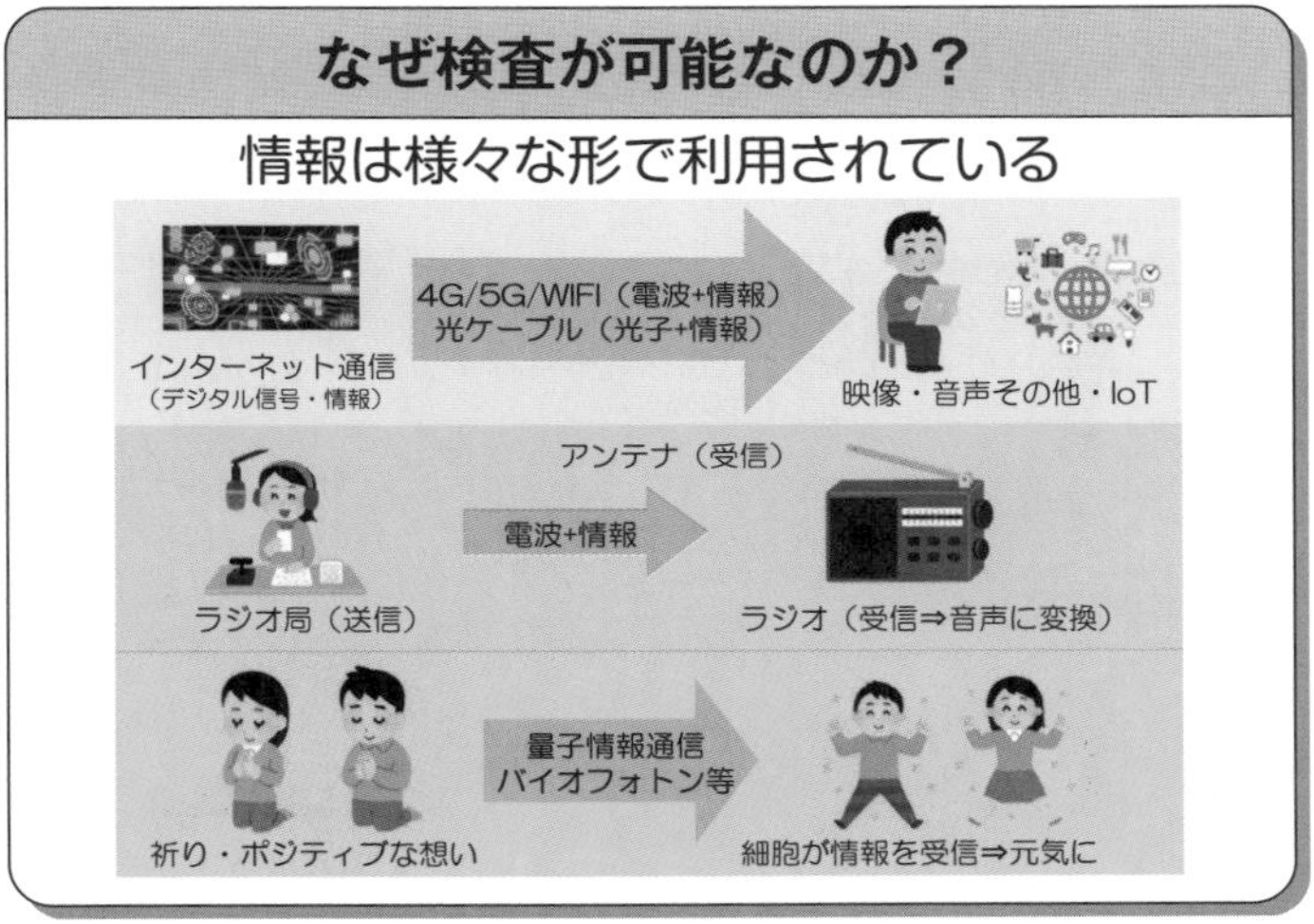

まず、〝測定するための検体となる毛髪や爪〟といったものは被験者の細胞の一部であり、エネルギー的には本人と同じ固有の振動数・情報を持っています。ＰＲＡ検査では、オペレーターがそれらの検体を通して、被験者の持つ固有の振動数を受信できるようにチャンネルを合わせます。その後、測定したい項目に合わせて、皆さんがテレビやラジオでチャンネル・番組を切り替えるのと同じように、都度受信するチャンネル（振動数・バイブレーション）を切り替えながら測定を行っていきます。

つまり、個人の細胞という媒体から対象のバイブレーションを受け取り、オペレーター

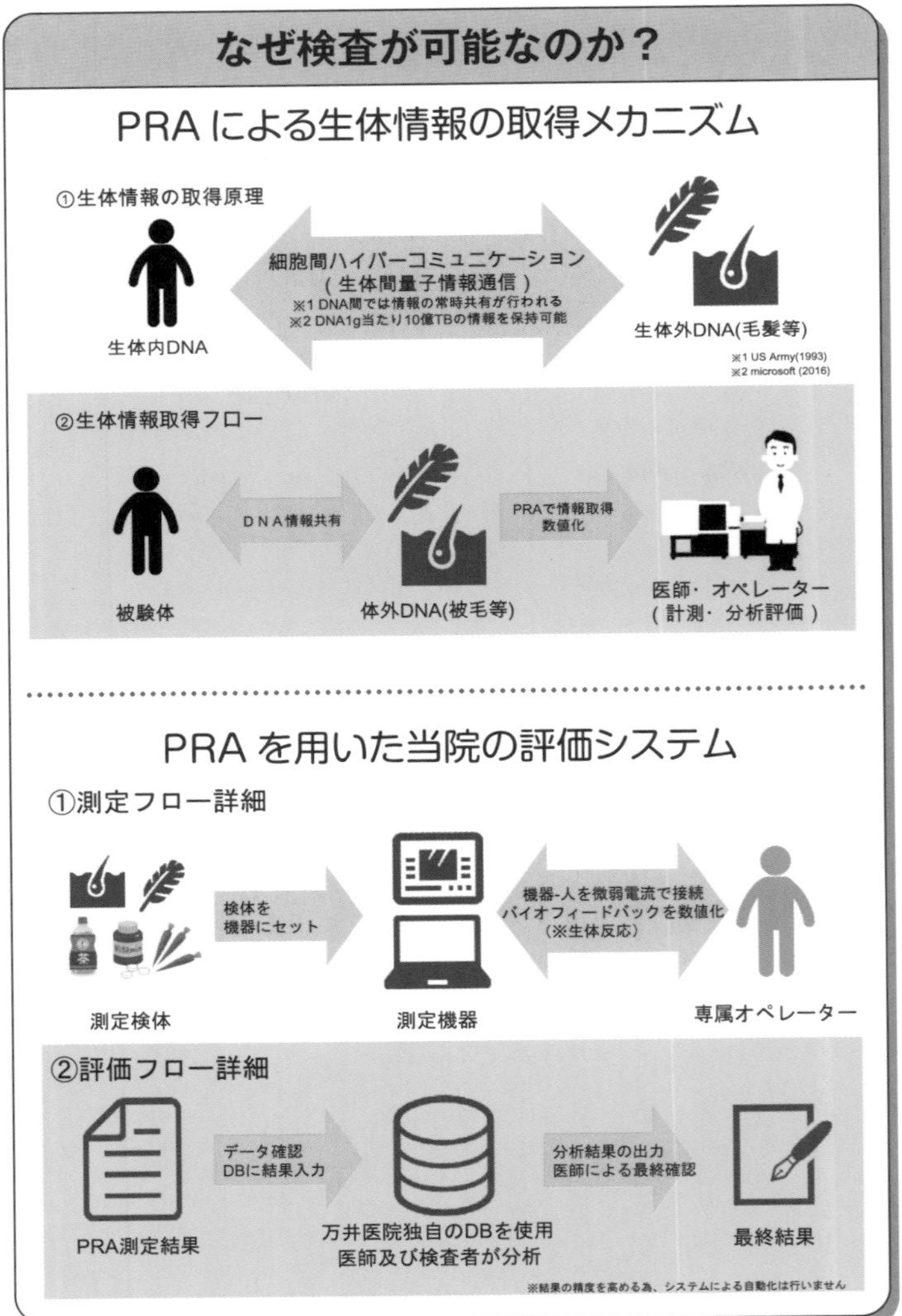
なぜ検査が可能なのか？
PRAによる生体情報の取得メカニズム
①生体情報の取得原理
細胞間ハイパーコミュニケーション
（生体間量子情報通信）
※1 DNA間では情報の常時共有が行われる
※2 DNA1g当たり10億TBの情報を保持可能
生体内DNA
生体外DNA(毛髪等)
※1 US Army(1993)
※2 microsoft (2016)
②生体情報取得フロー
DNA情報共有
PRAで情報取得
数値化
被験体
体外DNA(被毛等)
医師・オペレーター
（計測・分析評価）
PRAを用いた当院の評価システム
①測定フロー詳細
検体を
機器にセット
機器-人を微弱電流で接続
バイオフィードバックを数値化
（※生体反応）
測定検体
測定機器
専属オペレーター
②評価フロー詳細
データ確認
DBに結果入力
分析結果の出力
医師による最終確認
PRA測定結果
万井医院独自のDBを使用
医師及び検査者が分析
最終結果
※結果の精度を高める為、システムによる自動化は行いません

検査項目など

【 検査可能な項目の一例 】

免疫機能	自律神経系	悪性新生物・癌
心臓	肝臓	腎臓
小腸	大腸	腸内環境
血栓	動脈硬化	血栓
脳梗塞	狭心症	心筋梗塞
ホルモンバランス	アレルギー	骨
インフルエンザ	コロナウィルス	ヘルペスウィルス
水銀	カドミウム	その他重金属類
セシウム	ストロンチウム	ヨウ素
各種ミネラル	各種ビタミン	アミノ酸
有機リン	ビスフェノールA	リン酸塩
統合失調症	ADHD	SIBO
グルテン	カゼイン	リーキーガット
免疫細胞類	各神経系	各種遺伝子の機能

がそのバイブレーションにチャンネルを合わせることで情報を受け取り、数値という形で対象の状態を翻訳しているということです。

ＰＲＡ検査で測定可能な項目は大変幅広く、例えば心臓や肝臓などの臓器、ドーパミンやセロトニンといった生化学物質類、がんや糖尿病などの疾病、水銀やカドミウムなど有害ミネラルの悪影響、ビスフェノールＡなど環境ホルモンによる悪影響なども、測定対象として選択を行うことが可能です。

他社製のいわゆる波動測定器と呼ばれるものの多くは、あらかじめプログラム等でプリセットされている項目（と言っても、数百以上もの実に多くの対応可能項目があります）を測定することが多いようです。PRAでは「オペレーターが認識可能な事象」が測定項目の対象となりうるため、（理論上は）どのようなものであっても対応する事が可能であり、物理的要因、精神・心理的要因、チャクラや気と呼ばれる性質のエネルギーなど、幅広い範囲を測定対象にすることが可能です。この点に関しては、他製品と比較する中で、非常に優れたポイントではないかと私は感じております。

但し、測定対象となるものにオペレーターがチャンネルを合わせる必要があるため、測定可能な対象はあくまでも「オペレーターが（正確に、あるいは詳細に）認識できるもの」に限られます。例えば心臓や肺といった臓器一つをとっても、その臓器の持つ機能や構造を学び、ある程度理解していなければ、適切な結果を出すことは難しいということです。また、臓器を測定する場合でも「臓器の機能低下」を確認したいのか、あるいは「異常（病気）の有無や危険性」を確認したいのか等、測定対象に対するアプローチ方法一つでも、結果の出方が異なります。

PRAで測定する際には、オペレーターの持つ「知識、体験、認識、基準、価値観、感

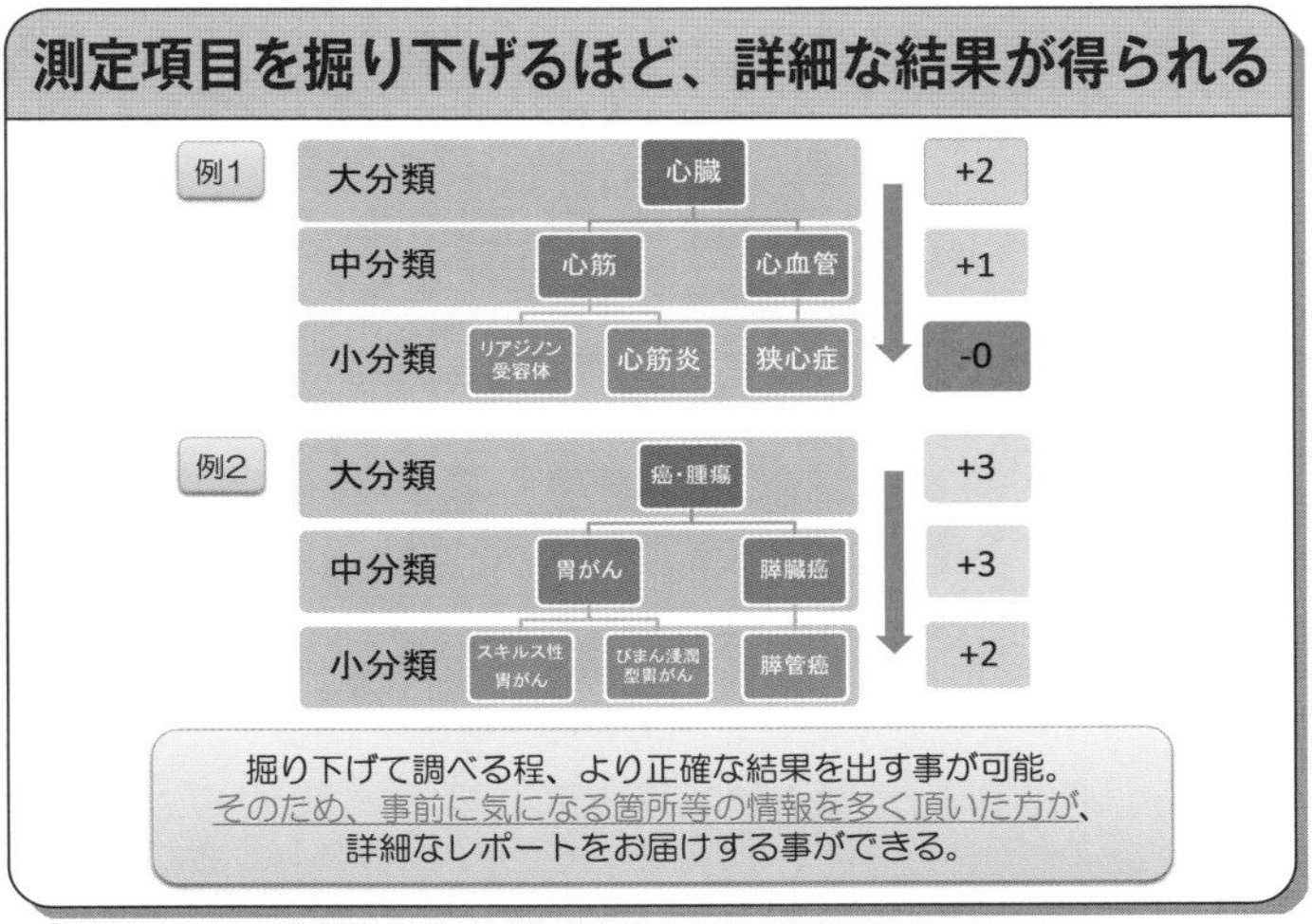

覚／sense」といった要素が重要なファクターとなる為、実際に測定してみると、非常に繊細な検査方法であるという事が分かります。しかし、的確に使いこなすことができれば、種々の検査・測定技術と比較しても、実に幅広い事柄に対応可能であり、他の医療機関であれば複数種類の検査を行わなければいけないような状態・症状であっても、当院ではこの機器一つで詳細なデータを出すことが可能です。

ＰＲＡの持つ最大の特徴は、対応できる技量さえ持ち合わせていれば、患者さま（あるいは測定を依頼される様々な企業様など）からの測定要望に対し、機器を通じ精細で柔軟なアプローチが可能であるという点ではないでしょうか。

また、測定に関する要望、オーダーが仔細であればあるほどその力を発揮する為、毛髪などを用いることで遠隔での測定が可能ではあるものの、事前のカウンセリングやヒアリング（対話、応対する時間）はオペレーターにとって重要な意味を持ちます。


ここまで述べたように、ＰＲＡ検査で対応可能な測定領域は、既存の検査領域とされる枠を大きく超えている為、しばしば〝非科学的だ〟と捉えられることも少なくはありません。しかし、私にとって科学的か非科学的かといった議論は大した問題ではありません。

私自身は機器の開発に携わっていた訳ではない為、深く掘り下げた専門的な部分は分かりかねますが、ノーベル賞受賞者の湯川秀樹博士及び保江邦夫博士から連なる「場の量子論」、「バイオフォトン（生体光子）」等の分野について理解を深めれば、その詳細までは理解できずとも、ＰＲＡの持つ性質を類推し、感覚的に理解する事は十分に可能なのです。

何より〝20年以上この機器に携わった経験から学んだこと〟は、どのような〝知識や理論〟よりも意味のあるものだと私は確信しています。

そもそも、科学的根拠を列挙する複雑難解な議論を経ずとも、患者さまを含む依頼者にとって高精度な結果さえ出すことができれば、その事自体に十分価値があり、意味があるのだと私は考えています。科学的に説明することは不可能ではありませんが、私の目指すところは眼前の患者さま、あるいは素晴らしい物を作り、世に出そうとする方々の確かな満足度であり、理屈を理解して頂きたいわけではないのです。

皆さんはCTやMRIなどの検査を受けるとき、それらの機器の機構や原理まで気にされたことがありますか?それと同じ話です。

しかし、そうは言っても、科学的根拠が欲しい、もっと詳しく知りたいという方もおられるでしょう。そのような方はぜひ『波動医療と呼ばれて』を始めとした関連図書に目を通してみてください。

少し話が逸れてしまいましたが、あらゆる同種の測定機器(いわゆる波動測定器と呼ばれる機器)と比較しても、PRAには非常に特殊な能力があるという事は確かな強みであると私は強く感じています。

ただ、ここまで述べたように、非常にセンシティブな性質の検査であるため、PRA検査に関しては「ＰＲＡ検査を扱う機関」によって、測定対象となる項目、結果（数値）の出し方、読み解き方、測定後の対応などが全て異なります。例えば、肉体的・西洋医学的な側面からの切り口を得意とする方もいれば、精神・心理的な側面からのアプローチを得意とする方、前世療法として少し特殊な切り口から末期状態の患者さまを救ってこられた方もいらっしゃいます。

要するに、一口にＰＲＡ検査と申しましても、誰がどのように扱うか、使用者や機関によってその活かし方が大きく異なってくるのです。これには、ＰＲＡ検査の特徴である汎用性や自由度の高さが関係しています。

分かりやすく例えるなら、フランチャイズ系のラーメン屋さんを思い浮かべて頂くとよいかもしれません。同じ暖簾を出しているお店でも、店舗によって全く味が違うことがありますよね。ラーメンのベースに同じ出汁、麺などの素材を使用していても、作り手が違えば味は各店舗によって異なってくるでしょう。あるいはメニューすら違うという事も少なくありません。

同じPRA使用機関でも提供サービスの内容は異なる

	A医院	Z動物医院	万井医院
対象	人のみ	動物のみ	人、動物、物 （動物は応相談）
治療方法	薬剤 食指導 処方水 パンチショット法	薬剤 食指導 サプリメント	食指導 サプリメント 温熱療法 OHC処方水 OHCパンチショット法 （オーダーメイド的施療）
備考	西洋医学的な面に強い 物理面での治療が得意	動物に特化	モノの評価分析が可能 安全な食品を用いた治療 非物性面での治療も得意

同様に、ＰＲＡの場合は「ＰＲＡ検査」という暖簾を出している病院・機関（お店）は沢山ありますが、調理者（測定者）やオーナー（測定機関の責任者）によって、メニュー（測定項目）が違うことがあれば、味つけや盛り付け（結果の出し方や、アプローチの方法）が違うこともあります。

多くの方は「同一の測定機器で検査を行う」と聞けば、どこに行っても同じようなフォーマット（様式）で結果を受け取る事ができて当たり前だと考えるのではないでしょうか。しかし、ＰＲＡ検査の場合は測定者、使用者の様々な能力・スキル・考え方・得意分野などが測定に大きく関わるため、どのお店の暖簾をくぐるのか、その選択はとても重要だと言えます。

ＰＲＡの扱いに長けたもの同士であれば、最終的な検査結果の傾向は概ね一致する事が（完全に一致することも珍しくありません）既に過去に確認されております。しかし、結果に対する表現法やアプローチは各機関の個性に委ねられます。例えば、食指導中心、サプリメントでの対処、ＰＲＡ情報水による治療、薬剤による補助など、同様にＰＲＡ検査を取り扱う医療機関として看板を出していても、治療方針はそれぞれの機関で異なってきますし、得意分野も異なります。

各機関に関して、更に詳しい情報を知りたいという方は、書籍『波動医療と呼ばれて』をお読み頂くか、ＰＲＡ検査を取り扱っておられる各機関のＨＰなどを参考にして頂ければと思います。

最後に、ＰＲＡ検査をご利用頂く上でご理解頂きたい点について、少し述べたいと思います。ＰＲＡ検査では、被験者自身に対する〝各項目の危険性や影響の度合い〟、つまり〝どの程度危ない状態か〟を数値化し、判定しております。

少なくとも、当院ではそのような方針で検査を行っておりますが、これは一般的な西洋医学的検査（例えば血液検査や画像診断等）における診断基準・判定基準とは異なっております。

例えば、画像診断や細胞診等でがんが発見されたとしても、個人の肉体に対してどの程度の影響が出ているのかは、一般的な西洋医学的検査で判断することが難しいのが現状です。転移の状況、サイズ、形状等によって判定（相対評価）がなされますが、がんの病態がその個人に対してどの程度影響を与えているか（絶対評価）を数値化・明確化する術はありません。

あくまでも、これまでの〝統計データ等から導き出した基準〟あるいは医師本人の経験値によって推測するしかないのです。

しかし、統計データのような基準を用いて個人の病態を判定するということは、「各人の生体的なポテンシャルが考慮されない」という事になります。例えば、西洋医学的検査ではステージ４のがんと判定されていても、本人は至って元気であり、特に症状も感じず普段通りの生活ができている場合もあります。また、血圧が180であれば高血圧で問題があると一般的に言われますが、その方の体質などによっては一切問題がないという事もあるのです。

反対に、西洋医学的検査では〝何の問題もない〟と診断された人に対し、PRAで検査を行った結果、重大な問題が見つかるということも多々あります。

同じ〝人間である〟と一括りに言っても、各人によって生きている環境・体質・性質、あるいは共生するマイクロバイオーム（細菌叢）等は全て異なります。また、同じような病態・症状が出たとしてもその原因が一律して同じものであるとは限りません。そのため、〝一律の同じ基準を大勢に当てはめて診断をするというプロセス〟は、個人の状態を仔細に診るには適していないのではないかと、私は常々感じておりました。

恐らくは皆さんも、「〝用意された基準に当てはめて〟病気か病気じゃないか」をオートマティックに判定されるよりも、「不調の原因は何か、今の状態は〝私にとって〟どの程度危険か、症状を治める方法や、〝根本の原因を解消する方法〟は何か」という答えに興味を持たれるのではないでしょうか。そのような答えを求めている方にこそ、ぜひＰＲＡ検査をご活用頂きたい所です。

では、少々説明が長くなりましたが、この章で伝えたかったＰＲＡの特徴を最後にまとめておきたいと思います。

①ＰＲＡの検査結果は、取り扱うオペレーターの習熟度や知識、経験値、感性といった部分、取扱い機関の方針等に左右される（機器のみに頼らない、技能職である）

②ＰＲＡ検査では他の波動測定器同様「（全身の）スクリーニングチェック」も可能だが、本来のスペックを発揮するには、「不調の原因を掘り下げて究明・解消する」方がより得意である

③取扱う機関によって持ち味が異なるため、測定や治療等を受けられる際は、どの機関を選ぶか吟味された方が良い（様々な療法と患者さまとの相性問題も考えられる）

④物理的な面だけでなく、非物性的な面（様々なエネルギーあるいは感情等）も測定可能なため、応用性が極めて高い

⑤ＰＲＡ検査は、検体があれば来院せずとも検査を受けることが可能である。また、心身の負担がないため、赤ちゃんやヒト以外の動物等にも安心して行える検査である

⑥ＰＲＡ機器では、心身の調子を確認するだけでなく、薬剤、サプリメント、日用品などが「使用者に適しているかどうか」を使用前に実際に使用することなく確認することが可能である

⑦ＰＲＡ機器は測定だけでなく、エネルギー情報を用いて治療を行うことも可能である

⑧ＰＲＡ検査では、西洋医学的な検査結果や診断と整合性がとれない（と感じる）

ウイルス VS NK細胞（自然免疫）

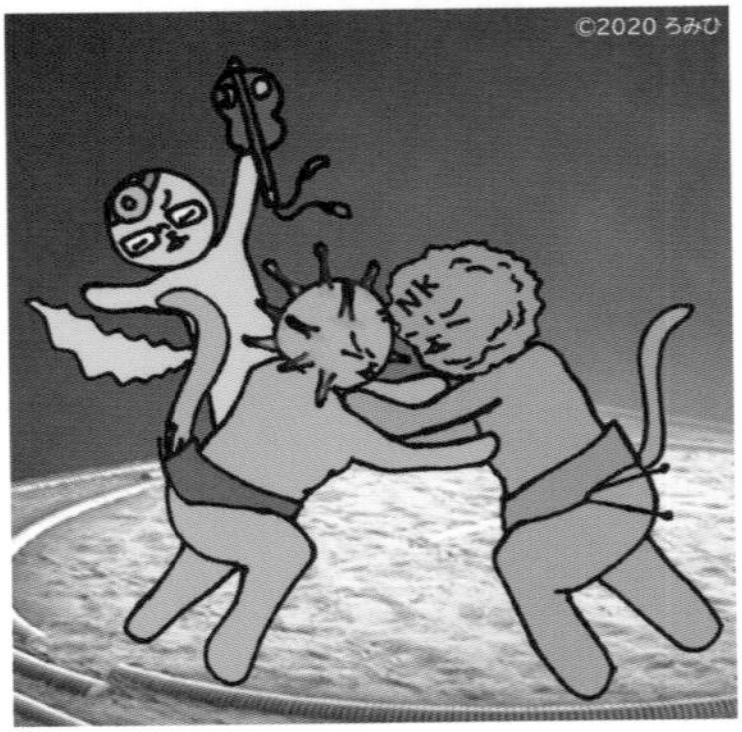

例えばウイルスを測定した場合、この押し合いの状態（影響度）を評価しています。

場合があるが、これはPRA検査が「病気の有無・進行状態」ではなく、各項目の「本人に対する危険性あるいは悪影響の度合い」を確認しており、〝そもそもの判断基準が全く異なる〟ために生じてしまうものだと考えられる

3-5 PRA検査を用いた実証例

①幼インコの雄雌チェックで全個体を正確に識別

生まれたてのインコはその見た目で雄雌を判断することが一般的に難しく、生後しばらく経ってから性別が判断されています。ペットショップなどでもインコの幼鳥が性別不明として販売されていることがあるのですが、それはショップに並ぶ段階ではまだ性別を判断することが難しかったということです。

実は過去、当院のオペレーターが20羽ほどの幼鳥の羽を飼い主さまよりごく少量ずつ（いわゆるホワ毛1つからでも測定可能です）頂き、雄雌チェックを行ったことがあります。

結果としては全個体の性別が一致していることが、幼鳥の成長後に確認されました。余談ですが、仮に全20個体の雌雄チェックを全て正答する確率は大変低く、この測定結果が偶然の産物ではないことがお分かり頂けるのではないかと思います。

②生産者が無農薬栽培を止めていた事が検査により判明

ある方から私の所に〝2種類の作物を評価してほしい〟と依頼がありました。内容としては、Aが完全無農薬・乳酸菌農法のもの、Bが減農薬・乳酸菌農法のものということで、依頼者さまはAの方が良い結果が出るだろうと仰っておりました。

しかし、実際に測定してみると逆にBの方が良い結果が出てしまいました。すぐにそのことを依頼者さまにお伝えした所「そんなはずがない、生産者に確認してみる」と、その勢いで、すぐさま生産者さまに確認をとられました。その結果、完全無農薬・乳酸菌農法を行っていたはずのAの生産者さまが、実は無農薬栽培を止めており、通常通り農薬を使用していた事が判明したのです。

Bの方が農薬の使用量が少なかった為、Aよりも良い結果が出ていたのだろうという結論に、依頼者さまも納得し、検査結果の正確さに大変驚かれておられました。

③飼い犬の検査箇所を絞り込む事に成功

勧めていたスタッフより「一緒に住む愛犬の体調が芳しくなく、動物病院で検査してもらおうと思っている。ただ、このままでは不調の箇所を特定する為に4種類ほど検査をしなければならないと言われたので、検査対象の絞込みをお願いしたい」との相談がありました。

そこで愛犬の毛を少しもらい、不調と思われる部位を特定しました。○○の検査だけ受ければ問題ないだろうと伝えたところ、後日、当方より指示した部位の検査だけで解決したと報告が入りました。スタッフも、1種類の検査を受けただけで事足り、愛犬に余計な負担をかけずにすんだと喜んでくれました。

④1年前に肺がんを発見していた

乳がんが主訴で来院されていた患者さまに対し検査を行った所、主訴である乳がんより肺がんの項目で悪い結果が出たため、検査結果を元に「肺がんも疑われる為、一度西洋医学的検査でも確認された方が良い」と進言しました。当時は肺がんを想起させる自覚症状も出ておらず、病院の検査でも肺がんに関しては異常がないとの診断であった為、その患者さまは安心し、特に対処もしなかったそうです。

しかし、それから1年ほど経ったある日、その方のご息女より「母にかなり進行した肺がんがみつかり、既に入院している。1年前にきちんとPRAでの治療を受けていればよかった、今からでも改めて治療を受けたい」との相談があり、それからは当院の治療も受けて頂くことになりました。

⑤膀胱がんの状態を先んじて見抜いた

当院スタッフの次男が血尿にて地元病院を受診しました。出血箇所が不明であった為、後日詳細を確認するために検査入院を行う（この時点では、医師より腎臓に問題があるのではないかと聞いていたそうです）ことになりました。

その後すぐに、ご本人の髭を元に測定を行った所、腎臓ではなく膀胱に異常を確認しました。また、膀胱がんの数値は低下傾向にあるものの、まだ重篤な状態ではない（西洋医学の検査ではがんと判定されないレベル）と推察できたので、母親であるスタッフにその旨を伝えました。

偶然にもPRA検査を行ったのと同じ日に、画像診断も行っていたようで、医師からは初期膀胱がんである可能性が高いと診断されていたようです。スタッフは当院の診断結果を聞いていたので、息子からがんであるかもしれないと報告されても、動揺しなかったと言っておりました。結局、スタッフの次男の病状については、さらにその後の検査で膀胱がんではないとの最終診断がつきました。しかし、PRAの結果（膀胱がん低下傾向）を元に、暫くの間、本人には膀胱へのお手当てを続けてもらい、膀胱がんに対する予防措置をとってもらいました。

⑥慢性的な不調の原因を解明

顔色が緑色がかり、身体が重く疲れがとれないとの主訴で検査依頼が入りました。そこで、主訴から不調の原因について当たりをつけながら測定を行ったところ「十二指腸乳頭炎、胆汁うっ滞、閉塞性黄疸」で数値の低下を確認しました。

また、体内に取り込まれた重金属による負荷も関係しているとみられた為、重金属類のデトックスを行う為の対処法、炎症抑制を目的とした食事指導と共に、現在の病態に合わせた処方水を調合、飲用して頂くことにしました。

検査結果及び処方水を送付後、患者さまより間もなく連絡が入り「処方水を1口飲んだ直後から、ずっとカチカチだった身体が突然ほぐれだした。5、6件ほど整体に通っているが身体が全くほぐれず困っていた為、本当に驚いている。他の治療院でも同様に処方された水を頂いた事があるが、過去に頂いたものはあまり効果が感じられなかったため、今回は本当にびっくりした。全身が本当に楽になって嬉しい」との、ありがたいご感想を頂きました。

ここに載せたPRA検査の実証例はほんの一部であり、本当なら皆さまにはもっと沢山の実例をお伝えしたかったのですが、ページの都合もあり、残念ながら割愛させて頂きます。

3-6 当院オリジナルのPRA検査

現在、PRA機器を用いた検査法はPRA検査と呼ばれており、主に医療現場で活用されています。しかし、同じPRA検査を導入している医療機関であったとしても、現場で実際に提供されているサービス（治療法）、あるいは検査結果の数値・見方・項目・表現

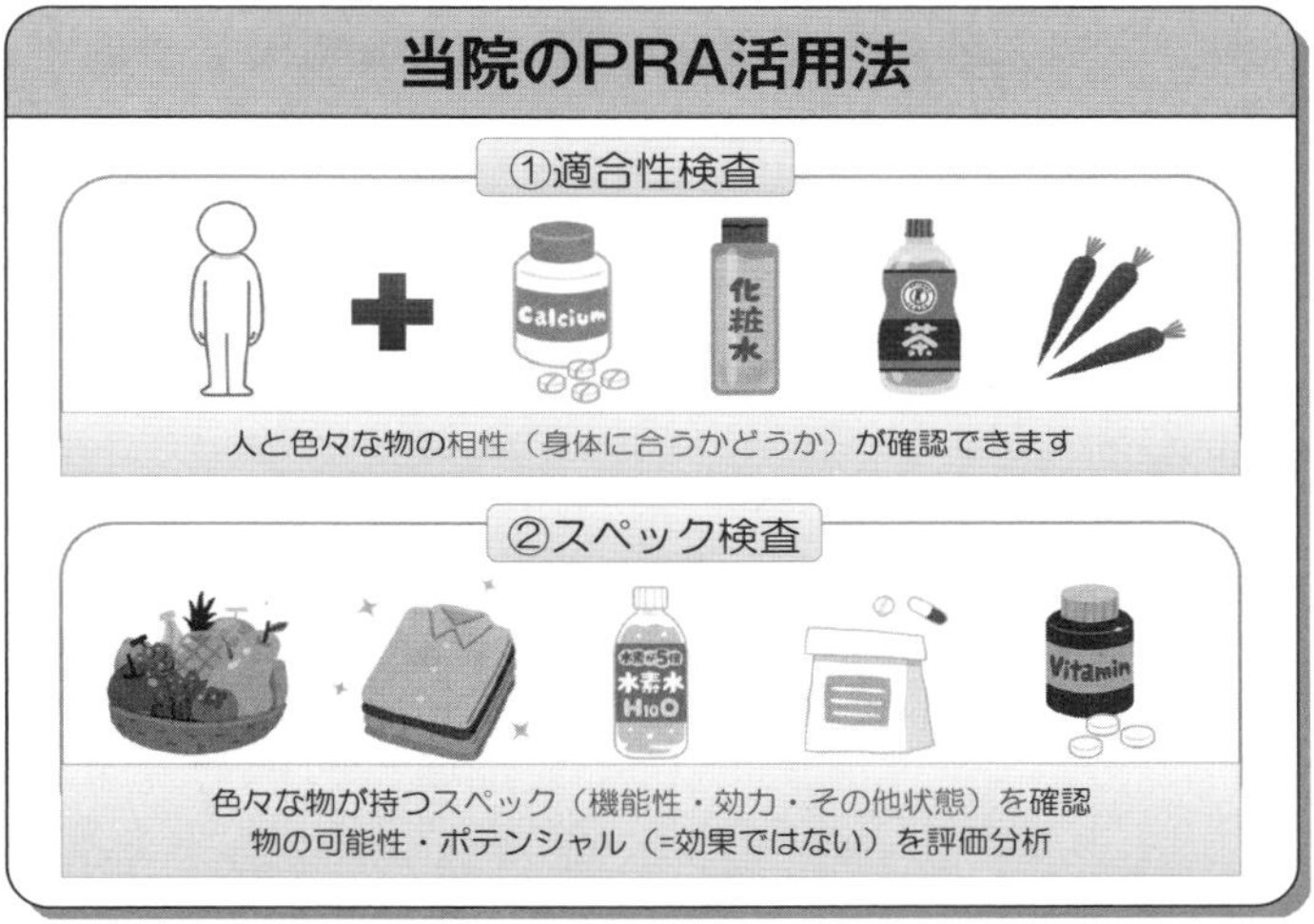
当院のPRA活用法
①適合性検査
Calcium
化粧水
茶
人と色々な物の相性（身体に合うかどうか）が確認できます
②スペック検査
水素水
Vitamin
色々な物が持つスペック（機能性・効力・その他状態）を確認
物の可能性・ポテンシャル（=効果ではない）を評価分析

方法等は各機関により異なっている、というのが実態です。

つまり、同じようにＰＲＡ検査を行う機関であったとしても、「提供されるサービス内容や質は各機関で異なる」ことを、改めて皆さまに認識しておいて頂ければと思います。

更に言えば、検査者（オペレーター）が機器を操作し、検査項目の細かな選定を行い、測定項目から様々な情報を読み取り、分析する作業を行う為、各機関における検査精度はオペレーターの習熟度・技能・傾向に大きく依存していると言えるでしょう。

そのような前提の下で、当院のＰＲＡ検査に関しては、他の医療機関とは少し異なる独自の検査システムを構築しておりますので、その内容について少し触れたいと思います。

先ず、当院の検査に関しては、人（犬、猫、鳥を始めとするその他の生き物も検査可能）を対象にした通常の①ＯＨＣＰＲＡ検査、人と物の適合性を明確にする②ＯＨＣ適合性検査、物自体の持つ情報を分析する③ＯＨＣスペック検査の３種類の検査方法を採用しております。

通常、ＰＲＡを用いた検査では結果を「数値」で表現しており、その数値の表し方は各医療機関によって異なっています。例えば、-21～+21、-59999～+59999、-2～+2といったような決められた数値の範囲内でどのようなスコアが出るか、そのスコアを見て判定していくのが一般的です。

この場合、検査の受け手側としては、各項目の数値と、いわゆる所見（診断や評価）、それに伴うアドバイスの３点によって、検査結果の内容を吟味することになります。

対して、当院の場合は以下のようなポイントで検査結果をお伝えしております。

①基準値（被験者さまのベースとなる状態を示す値であり、エネルギーの状態も示す）
②各項目の数値（測定項目がどのような状態かを仔細に判定する為の値）
③色彩評価（複数の色彩を用いた、段階的な評価）
④上記3点の分析結果を元にした所見、アドバイス

また、上記4点で検査結果をお伝えするメリットとしては、以下のようなものが挙げられます。

①セルフケアを行う際の参考資料として利便性が高い
②ご自身を「ベースとなるエネルギーの状態（基準値）、項目別評価（色彩評価）」の2つの指標から視覚的に確認できる
③検査結果を一目で理解（把握）できる

以上の通り、私の病院で活用している「OHC式」のPRA検査は「ご自身で今の状態

検査結果イメージ1

	Aさん	Bさん
基準値	<2 - 4>	<6－8>
免疫機能	5	10
自律神経系	3	8
心臓	2	6
肺	1	6
血管	0	3
感染症	1	5
腸内常在菌	-1	2

検査結果イメージ2

【OHC PRA検査、OHC適合性検査における4色の差異】

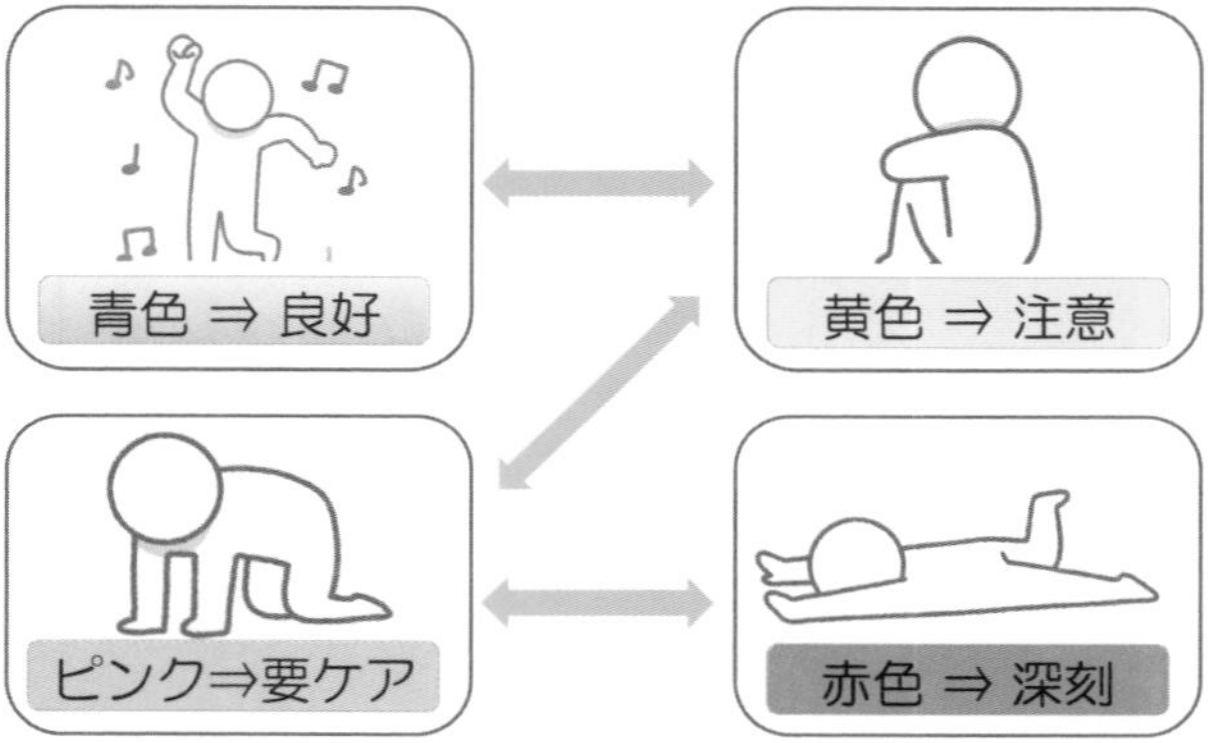

検査結果イメージ3

青：良好
黄：注意
桃：要注意
赤：深刻
どんどん悪化
青から赤へ進むほど、危険度が増加。青は健康、赤は病気という評価ではなくあくまでも項目毎の危険度をみている。つまり、黄の時点で既に下り坂に入っており、ピンク、赤と進むほど、青に戻ることが難しくなってくる。

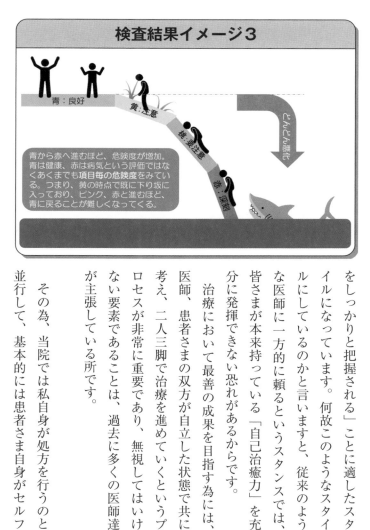

をしっかりと把握される」ことに適したスタイルになっています。何故このようなスタイルにしているのかと言いますと、従来のような医師に一方的に頼るというスタンスでは、皆さまが本来持っている「自己治癒力」を充分に発揮できない恐れがあるからです。

治療において最善の成果を目指す為には、医師、患者さまの双方が自立した状態で共に考え、二人三脚で治療を進めていくというプロセスが非常に重要であり、無視してはいけない要素であることは、過去に多くの医師達が主張している所です。

その為、当院では私自身が処方を行うのと並行して、基本的には患者さま自身がセルフケアを適切に行い、回復に向かえるよう、様々な形でアドバイスを行っております。また、その際の基本的な指針として、以下の内容を重視しております。

①基準値を一定以上（目安としては8—10以上）の状態に保つ
②評価の低い項目（赤色、桃色で評価した項目）を改善していく
※黄色以下の評価はいずれも〝低下した状態〟を示しています。桃色以下は実際に症状や不調が出てくることも多く、危険度が高まっている状態であると言えます。中でも赤色は悪影響のレベルが高く、より深刻な状態であることを示しています。
③薬剤等の対処療法に頼らず、根本的な改善を目指す
④物性、非物性の両面から見て優れた食品、サプリメントを選択する

また、当院の採用している「基準値」に関しては、度々質問が来る為、ここで改めてご説明しておきたいと思います。基準値とは端的に言えば「エネルギー的に見てどうか」を示す値であり、基準値が高いほど「エネルギー的に高い状態（エネルギーが良い状態を保って、強いバイブレーションを維持している）」と言えます。こちらは非物性的な側面から

のケアを適切に行っていない場合、大抵は最低値である「2―4」もしくは「4―6」です。
基準値を高めるだけで特定の疾病が治る、病気にならない等という事はありませんが、基準値の高い状態では「生体センサーの感度が上昇し、様々な変化に気づきやすくなる」などの傾向が一部の患者さままでみられます。また、病あるいは外部因子に対する抵抗力の向上、回復力の向上といった傾向もみられる為、私としては基準値の高さを一定以上に保つよう、いつも最初の段階で患者さまへお話しをしております。

エネルギーの状態は、生体的なポテンシャルを発揮するために最も重要であると言っても過言ではありません。そして、その状態を改善する為には「プラスのエネルギーを持つものを取り入れる」こと、「マイナスのエネルギーを持つものを遠ざける」ことの両方が大切です。（※一般市場にはエネルギーを奪うようなものが無数に存在しています。また、エネルギーを奪われるような人間関係も存在しています）

くれぐれも誤解のないようにしたいのですが、これは何も波動が高い低いという話をしているわけではありません。ここで言うエネルギーとは、「生命力」あるいは「よい気」

と表現するようなものであり、そのようなものが満ちた食品を食べる、飲む、日用品なら使用するなどの行為により基準値は高まります。また、エネルギーは高い低いという二元性のみで示されるものではない、という事実も意識しておきたい所です。

エネルギーについて議論する際、一般に「高い、低い」という尺度を用いる事が多いように思いますが、エネルギーの状態に関しては、高低だけでなく、その性質（エネルギーが持つ情報の質）についても触れる事が大切です。

これは一例ですが、例えば水道のホースから水を流している時に、ホースに24Hzの周波数を与えると、水流が螺旋状に変化し、さらに静止したかのように見えます。これを25Hzに変えた場合、渦を巻くように水が流れて見え始めます。これは水流に一定の振動数を与えることで、水流そのものが変化するという実験結果でありますが、私が言いたいのは「振動数、周波数と言われるものは、その数値が少し違うだけで全く異なる性質のエネルギーを持ち、対象物への影響や作用も変化する」ということです。

「エネルギー」には上記のような側面がありますので、非物性的な側面から治療を行う際には、ある程度以上にしっかりとした知識をお持ちの方に、アドバイスを受ける事が非常に重要です。当院のPRA検査では、上記のようなポイントも加味した上で、皆さまの健康状態のチェックや、食品、サプリメント、日用品、化粧品などの確認を行っております。

3-7 「合うか合わないか」を見抜くOHC適合性検査①

OHC適合性検査（以下適合性検査）は、人と物の「適・不適」つまり「合うか、合わないか」を、波長の変化を捉えることにより、数値（当院では独自の算出法を用いることで、より詳細に評価を行っています）という明快な形に置き換えることが可能な検査です。状態を数値化することによって明らかにされる事実は、我々に、実に多様な情報を伝えてくれています。

では、実際に適合性検査を使用することで、一体どのような事実を知ることができたのか、その一部を少しご紹介させて頂きたいと思います。

①身体に良いと思われるものが、万人に等しい効果をもたらすとは限らない

適合性検査では、同じ製品で測定したとしても、対象とする被験者さまにより異なる結果が出ることがあります。Aさんの身体にとても合っているサプリメントでも、Bさんにはあまり効果がないということもよくあるのです。このような差異が現れる要因としては、個人ごとの現在の状態や体質の違い（例えばアレルギーの有無など）、持っている潜在的要因等、様々なものが挙げられます。

東洋医学、アーユルヴェーダなどの伝統的医学においては、何を処方するにしても「その対象者に対する診断を行い、体質・状態に適したものを使用」しますが、このエピソードからは、患者さまを治療するにあたり、処方するサプリメントなどがその方に適しているかどうかを、その都度十分に見定めなければいけないということを、改めて認識させられます。

また、適合性検査では飲用前（使用前）に飲用後（使用後）の変化の予測値が確認可能なため、各人が〝ご自身の現在の状態に適したものだけ〟を選択して使用するためのアドバイスができるのも、大きなメリットと言えるでしょう。

②製造ロットの違いにより生じた品質の変化を見抜くことが可能

素晴らしい製品を発見したら、継続して使い続けたくなりますが、中には知らない間に品質が変化してしまっているものもあります。

例えば、表記されている原材料名は全く同じでも、コストダウンの為に安くて低品質な原料に変えられていた、製造工程が変わっていた等、製品やパッケージなどに記載されている情報を見ただけでは分からないような、見えない要素が変わってしまっていることはよくあるようです。同じ場所でとれた原料であっても、天然のものを使用している場合、品質に差が出ることもあるでしょう。

原料となる素材の選定に一からこだわり、全てにおいて徹底管理されている生産者・製造会社の元では、このような変化が起こることは少ないのかもしれませんが、品質がコロコロ変わってしまうような製品があるのもまた事実なのです。ＰＲＡ検査では同じ製品であっても、品質に差がある場合、その違いが明確に数値化されてしまいます。このような特性を活かし、ロット管理などにも利用されています。

ＰＲＡのような性質を持つ検査方法だからこそ、〝通常だと捉えにくい品質の変化〟を正確に見抜けるのです。

③エネルギー（波）が物質（粒）に与える影響は、極めて大きいという事実

同じレシピで料理を作った時に〝作る人が違うと味も全く違う〟という経験をしたことはないでしょうか。確かに一人一人のスキルが違うということもあるでしょう。用意した材料や道具、環境の違いが味に影響するのかもしれません。しかし、全く同じ条件を揃えて、同等のスキルを持った人が同じレシピで料理を作ったとしても、その味には明確な違いが出るでしょう。もっと言えば、同一人物が同じ物理的条件を揃えて調理をしても、その時の気分やコンディションで全く違う味になってしまうこともあるのです。

これには料理に込められた非物質的なエネルギーの差異が関係しているのではないでしょうか。皆さんも、怒りながら作った料理がいつもより尖った味になるといった経験をしたことはありませんか。

「精魂込めて」や「気を付けて」等の言葉で表されるように、私たちは知らず知らずの内に〝目に見えないエネルギー〟を意図せずとも、ある程度のレベルで日常的に使用しています。世界中で研究が進められている「祈りの力」もその一つであり、数々の実証実験においてその効果は明快に証明されています。

私自身は適合性検査によって、「生産者の意図や想いといった非物質的要素」が製品の

品質に影響を与えるという事実を、複数の事例において確認しております。それらの結果をみる限り、本当に良質なものを選ぶためには、物理的なファクターだけではなく、生産者あるいは関係者がどのような想いや信念をもって作っているのかなど、〝非物質的ファクター〟も、可能な限り確認を行う必要があるのではないかと感じております。

上記の例はPRAを用いた「検査結果」にて確認したものですが、実際にPRAを用いて、「エネルギーによって物理的変化が生じた例」も確認をとっておりますので、以下に併せてご紹介いたします。

PRAには「量子コーティング機能」と呼ばれる機能があるのですが、この機能を用いて量子情報を照射した実験を行った事があります。その時は「市販のゼラチン」に対してあらかじめ作っておいたコード（情報）を転写したのですが、結果として、そのゼラチンを実際に使用した際に、〝味〟、〝固まり方〟などに明確な変化が生じました。

実験では、未転写、転写済のゼラチン2種（もとは同じゼラチンを半分に分けたもの）を用いて、ある洋食店のシェフにコーヒーゼリーを作って頂きました。できるだけ正確な結果が欲しいと伝えていましたので、ゼラチンに加工がされているか否かという条件以外は全て同じになるよう注意して作って下さいました。

この時点でシェフには、どのようなゼラチンでどのような加工を施したのかなど、条件は一切お伝えしていません。単にAとB、２種のゼラチンですとだけお伝えして、調理をお願いしました。

シェフにはどちらが加工済かわからない状態でゼラチン２種を使用して頂いたのですが、結果としてはシェフ及びその場に同席したスタッフ２名（両者ともどちらが加工済か知らされていません）＋我々の合計５名全員が、「加工済ゼラチン使用のコーヒーゼリーの方が美味しい」と評価したのです。

加工したゼラチンで出来あがったコーヒーゼリーは弾力が明らかに強くなっており、味自体もとても強くなっていました（珈琲の風味や味、香りが増していながら、角がとれてまろやかに仕上がっていました）。また、上からかけたフレッシュの味にまで変化が生じた為、シェフ自身が〝どちらも元は同じゼラチン〟であると聞いてその事実に大変驚かれていました。

また、同シェフに対してＰＲＡ加工を施した水（取水元は全て同じ）を３種類テイスティングして頂いた所、〝いずれも香りや味が異なる〟と風味の違いを指摘され、更には〝肝機能を向上させる情報を転写した水〟に対し、「この水でお酒を割れば最もお酒を美味しく頂けるはず」との評価を頂きました。

もちろん、3種の水にどのような加工を施しているかは伝えておりませんでしたので、私自身は同シェフの指摘及び評価に対して「人はこれほどまでに、違いを鋭敏に感知することができるのか」と、改めて大変な驚きを覚えました。

また、シェフ自身も、3種の水が元は全て同じ水であるということをお伝えすると、大変驚かれていました。その際には、「プロの料理人として、水の味の違いはよく分かる。3種の水は全くの別物だと思った」という感想も頂きました。さらに、ウイスキーにも精通していると伺ったので、3種の水で同じウイスキーを同じ条件で割って飲んで頂いた所、「それぞれの水でウイスキーの香りの立ち方や舌触り、飲み口や味まで違う！」と感動しておられました。

3-8 「合うか合わないか」を見抜くOHC適合性検査②

適合性検査をお受け頂く際には、被験者となる方の細胞の一部として毛髪や爪をお預かりし、同時に測定したい対象物をご用意いただきます。ご用意頂く対象物は製品によりますが、1日分あるいは1回分程度の量があれば、測定を行うことが可能です。

日常的に使用しているサプリメントや薬剤などが、本当に身体に合っているのか、普段使っている物からどのような影響を受けているのかなどを、改めて数値で確認することが可能なため、玉石混交で様々な製品が溢れている現代においては、実に汎用性の高い検査ではないかと感じています。

また、当院でこれまで測定してきたものは、サプリメント、衣類、日用品、生鮮食品、加工食品、化粧品、薬剤など多岐にわたり、個人法人を問わず様々な方より検査のご依頼を頂いております。物づくりに携わるメーカー様からは、より良い製品作りを目指す上で〝原材料の選定、加工方法別品質チェック（加工方法による品質の違いチェック）〟にもご利用頂いており、施術を行う治療家の方からは、〝施術の前後でどのような変化が起きているのかを数値化する〟為の依頼がある等、開発研究を含めた様々な用途において、当検査が充分に活用可能であるという事も経験的に分かってきました。

このように、多様な可能性を持つ適合性検査ではありますが、PRAを用いた検査そのものに対する認知度がまだ低いため、本書を手にとって下さった皆さまには、この機会に是非PRA検査の有用性、その活用法などを知って頂ければと思っております。

では、ここからは実際の検査例をご紹介させて頂きながら、もう少し踏み込んだ形でお話を進めてみたいと思います。

適合性検査／実例１　水の状態比較

【様々なお水の比較】

項目 / 製品名	基本値	アルカリイオン水	天然水(ミネラルW)	市販水素水	逆浸透膜水	浄水(浄水器使用)
基準値	<4-6>	<2-4>	<2-4>	<4-6>	<2-4>	<12-14>
免疫機能	7	4	5	7	2	16
自律神経系	5	1	1	3	0	14
神経伝達異常	2	0	0	1	-1	11
認知症	5	1	2	4	1	14
心臓	2	-2	-1	0	-2	11
肝臓	2	-2	-1	0	-1	11
腎臓	3	-1	0	1	-1	12
血圧異常	3	-1	0	0	-2	12
悪性新生物・癌	3	-1	0	1	-2	13
皮膚	2	0	0	1	-1	11

飲料水は厳選して選ぶ必要があるのかもしれない

万井医院

適合性検査／実例2　衣服の比較（大手シャツ、茜ふんどし）

【衣類の比較例】

項目 / 製品名	基本値	大手製シャツ
基準値	<4-6>	<2-4>
免疫機能	9	7
自律神経系	4	1
心臓	3	1
腸内常在菌	1	-2
肝臓	2	-1
膵臓	0	-2
腎臓	2	-1
動脈硬化	0	-2
悪性新生物・癌	1	-1
毛細血管	0	-2
脳梗塞	0	-2
膵臓癌	1	-1

全体的に低下している

項目 / 製品名	基本値	麻ふんどし
基準値	<6-8>	<8-10>
免疫機能	10	12
自律神経系	7	10
ホルモンバランス	5	9
膵臓	2	6
糖尿病	1	5
皮膚	4	8
前立腺	5	9
精巣	5	9
動脈硬化	6	9
呼吸器系	6	10
消化器官	6	10
脳血管障害	6	9

全体的に数値が向上

万井医院

適合性検査／実例3　人参3種の比較

【人参3種の比較例】

項目 / 製品名	基本値	スーパー人参	地元の畑人参	土壌改良人参
基準値	<6-8>	<2-4>	<2-4>	<10-12>
免疫機能	10	4	6	14
自律神経系	7	0	4	12
心臓	6	0	2	11
肝臓	4	-1	0	10
腎臓	5	0	1	10
膵臓	5	1	1	11
悪性新生物・癌	3	-2	0	9
ホルモンバランス	4	0	0	9
動脈硬化	3	-1	-1	8
腸内常在菌	2	-1	0	9

人参の生産環境によって、これだけの差が現れる

万井医院

適合性検査／実例4　温熱施療エアバランス施術前後の比較

【参考例②】

【温熱施療の施術前後】

項目	施術前	施術直後
基準値	<8-10>	<12-14>
免疫機能	12	16
ストレス	3	8
自律神経系	8	13
肝臓	4	9
腎臓	5	11
心臓	8	12
血液循環	7	14
化学物質の蓄積	2	7
重金属の蓄積	3	7
血圧の異常	6	12
糖尿病	3	11
悪性新生物・癌	4	9
腸内細菌バランス	4	11

全体の調子が向上
（特に血液循環や血圧）

【エアバランス施術経過観察】

項目	施術前	施術直後	施術2日目	施術4日目
基準値	<4-6>	<6-8>	<6-8>	<6-8>
免疫機能	8	10	10	9
ストレス	-1	3	1	1
自律神経系	4	8	7	6
脳	4	8	7	7
肺	4	6	6	6
心臓	5	7	7	7
肝臓	2	3	4	4
膵臓	3	5	5	4
腎臓	2	4	4	4
血液循環	3	7	6	5
悪性新生物・癌	2	3	4	3
神経伝達異常	2	5	4	4
筋肉硬直	1	4	4	3

直後から数値が上昇し、数日
以上状態がキープされている

万井医院

適合性検査／実例5　塩の比較

【塩の比較例】

項目／製品名	基本値	塩A
基準値	<4-6>	<4-6>
免疫機能	8	7
自律神経系	4	3
心臓	4	3
肝臓	2	1
腎臓	1	0
腸内常在菌	2	0
ミネラル不足	1	0
自律神経失調症	3	2
脳	4	3
結核	4	3
白血病	3	3
寝汗	1	0
肺	3	2
消化器官	3	2

腎機能や神経の調子が低下

項目／製品名	基本値	塩B
基準値	<2-4>	<6-8>
免疫機能	3	10
自律神経系	-1	8
肺	1	8
肝臓	-4	5
腎臓	-4	5
膵臓	-2	7
腸内常在菌	-3	7
アレルギー	-3	7
代謝障害	-2	7
悪性新生物・癌	-3	8
動脈硬化	-3	7
放射性物質の蓄積	-4	7
重金属の蓄積	-5	7
化学物質の蓄積	-4	6

こちらの塩では全身が改善

万井医院

適合性検査／実例6　ぬか床比較例

項目 / 製品名	基本値	ぬか床 (野菜生体水)	ぬか床 (πウォーター)	ぬか床 (他社浄水器)	ぬか床 (水道水)
基準値	<4-6>	<12-14>	<10-12>	<6-8>	<4-6>
免疫機能	5	16	15	10	7
自律神経系	1	12	12	6	4
肺	1	13	11	5	3
心臓	1	12	12	5	2
肝臓	0	10	9	4	1
腎臓	0	10	8	3	0
血液循環	1	12	11	6	2
悪性新生物・癌	0	11	10	4	1
動脈硬化	-2	8	8	2	0
血管	-1	8	8	3	0
毛細血管	-1	7	7	2	0
血栓	-1	8	7	2	-1
腸内細菌バランス	-2	9	8	3	1
腸内常在菌	-2	10	9	4	0

※ぬか床を作る時に使用する水一つで、表のような差が現れる　万井医院

適合性検査／実例7　ぬか漬け検査例（うちの米うまいよ製）

項目 / 製品名	基本値	ぬか漬け 大根	ぬか漬け 胡瓜	ぬか漬け 茄子	ぬか漬け 玉ねぎ	ぬか漬け オクラ	ぬか漬け 人参
基準値	<4-6>	<8-10>	<10-12>	<10-12>	<10-12>	<8-10>	<10-12>
免疫機能	7	12	14	14	14	12	14
自律神経系	4	9	11	12	12	9	11
肺	4	8	10	10	11	9	10
心臓	3	8	10	12	10	10	11
肝臓	2	7	7	10	10	7	10
腎臓	1	7	7	11	9	7	10
血液循環	3	8	10	10	11	10	11
悪性新生物・癌	1	6	8	12	12	8	11
動脈硬化	0	5	7	10	8	6	8
血管	1	6	8	10	8	7	8
毛細血管	0	5	6	9	8	6	7
血栓	0	4	7	9	9	6	8
腸内細菌バランス	1	6	8	11	10	7	10
腸内常在菌	0	5	7	10	10	6	9

※良質なぬか漬けであれば、表のような影響を受けることも可能　万井医院

3-9 『製品』の持つ情報を分析可能なOHCスペック検査

前項では、人と物をマッチングさせた際にどのような変化が起こる可能性があるのか、それを数値及び色彩によって確認できるOHC適合性検査についてご紹介しました。続いては「モノ」自体を分析する為の検査、OHCスペック検査（以下スペック検査）について説明したいと思います。

通常のPRA検査では対象となる人（患者さまなど）のその時の「状態」、適合性検査では「人と対象物の適合性（相性など）」がわかります。対して、スペック検査は「物（製品など）」が測定対象となる検査で、前述の通り測定対象となる〝物自体〟が果たしてどのような特徴を持っているのか、機能性はどうか、状態や性質としてはどうか等、様々な角度から分析や検証を行うことが可能です。

例えば、〝抗酸化能力〟や〝抗炎症作用〟等の機能性についてどの程度期待ができるのか、

OHCスペック検査　17段階　詳細評価例

評価基準

高↑ / 低↓	
ZZZ	+8
ZZ	+7
Z	+6
SSS	+5
SS	+4
S	+3
A	+2
B	+1
C	±0
D	-1
E	-2
F	-3
FF	-4
FFF	-5
G	-6
GG	-7
GGG	-8

検体名		トマトA		項目別評価
基準値		24-26		
No	項目	スコア	評価	
1	免疫機能への影響	25	C	
2	肝臓への影響	24	C	
3	腎臓への影響	22	D	
4	心臓への影響	32	A	
5	アンチエイジング作用	35	S	
6	脳機能への影響	25	E	
7	ADHD改善作用	14	G	
8	抗糖化作用	22	D	
9	自然治癒力向上	32	A	
10	還元作用	37	SS	
11	腸内常在菌	25	C	
12	動脈硬化改善	16	F	
13	抗炎症作用	22	D	
14	抗酸化作用	32	A	
15	抗がん作用	45	Z	

※1　グラフは右に伸びるほど高評価（GGG → ZZZ）
※2　D評価以下は効果が低い、又は悪影響が生じる可能性がある

万井医院

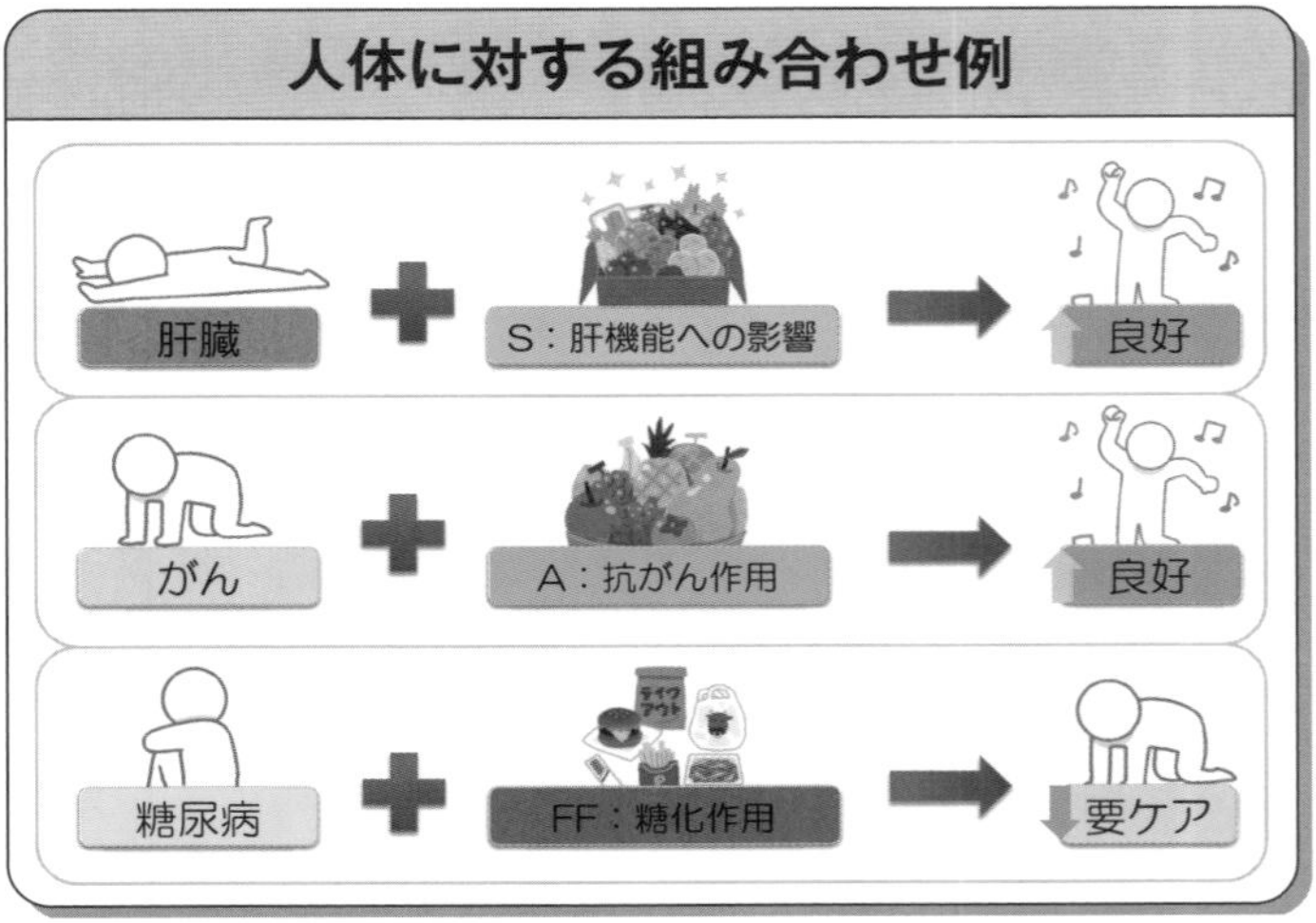

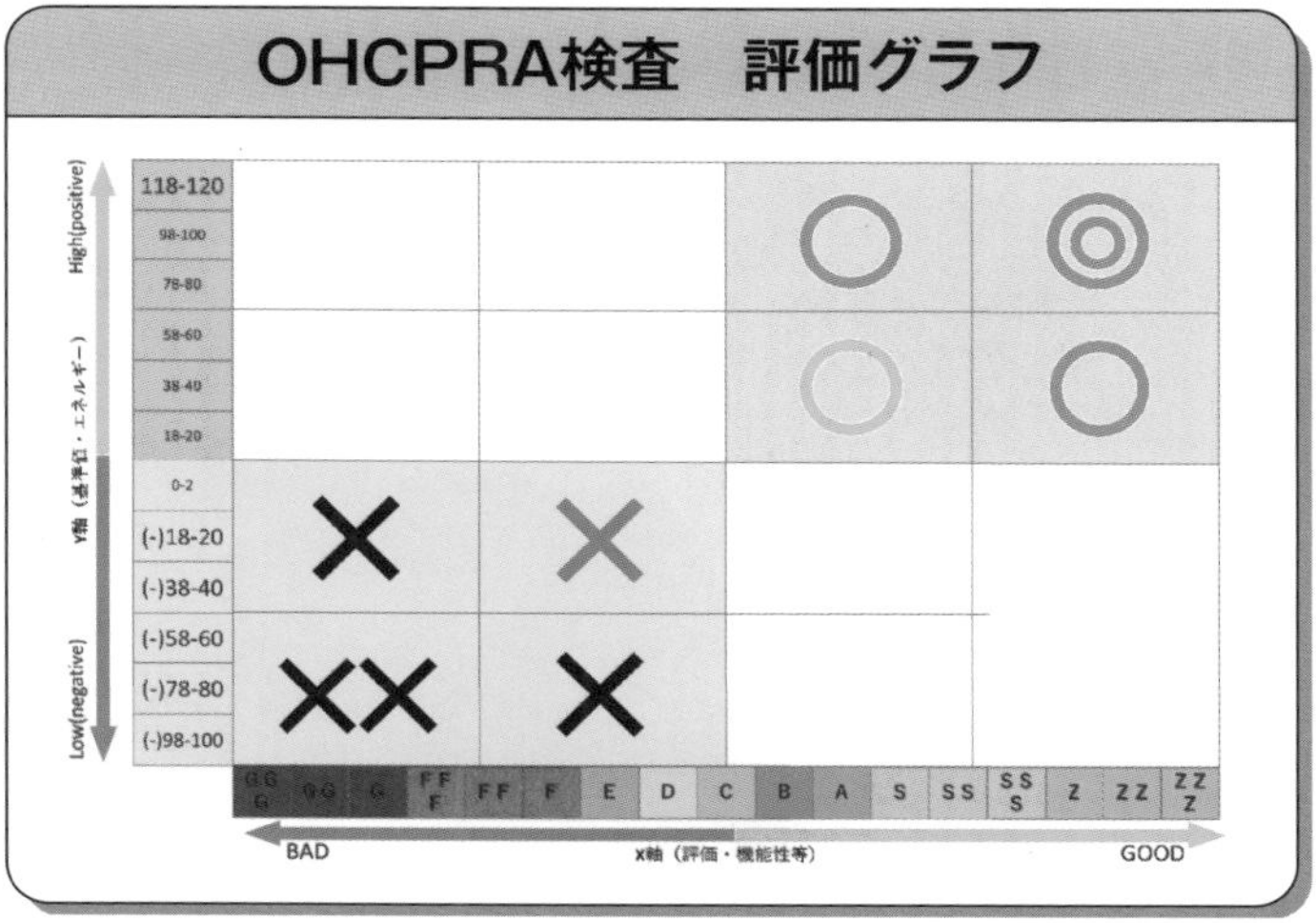

人の臓器に対してどのような影響を与える可能性があるか、有害物質の含有レベルはどうかなど、諸々の特徴や性能などを確認することが可能です。仮に測定対象が油脂であれば、過酸化脂質やトランス脂肪酸の状態はどうかなどを測定し、数値化することができるということです。また、各測定項目は最大17段階の評価で、色彩を用いて識別する為、視覚的に結果を把握しやすいのが特徴です。

スペック検査に関しては、個人であれば普段使用している日用品やサプリメントの質や傾向の確認などに、ビジネスでの利用なら商品開発（原料の評価選定など）、評価分析、ロット検査などに利用することが可能な為、医療

OHCスペック検査　基準値概念

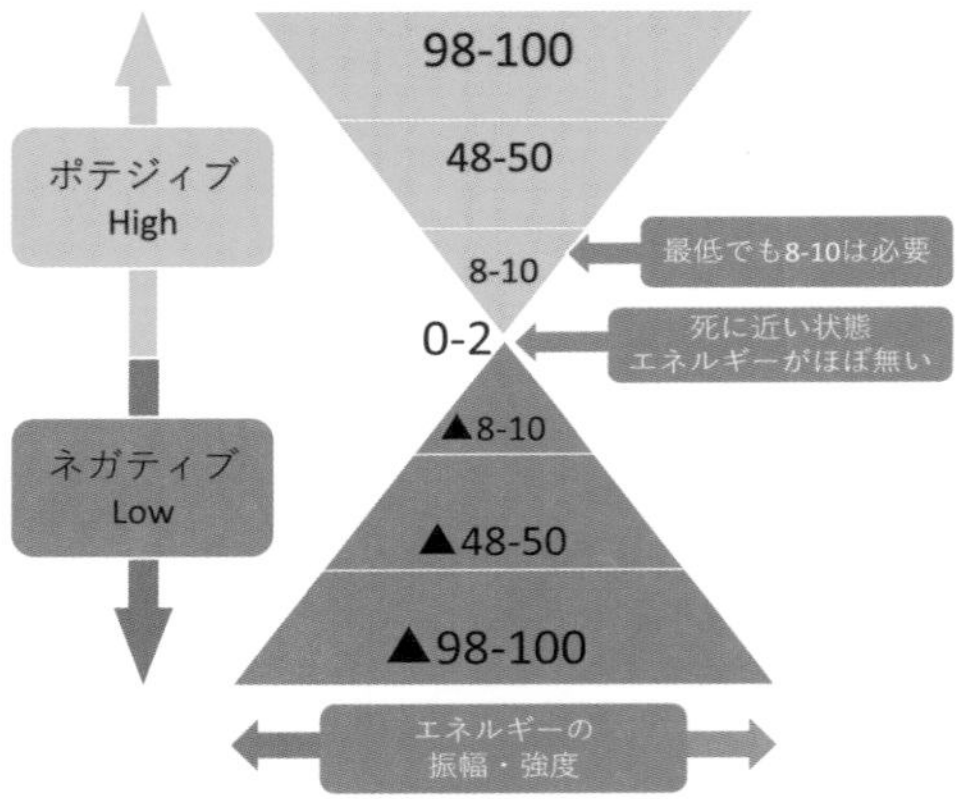

現場のみならず、実に多くの方々にご活用頂ける検査であることは間違いありません。

原料や素材と言えば、近年は「オーガニック」であることが一つのトレンドになってきました。現在、USDAオーガニック認証やEUオーガニック認証、オーストラリアのACO認証など、様々な認証を得た製品が数多く市場に流通しております。それらの認証を得たものが実際にどの程度無害なのか、あるいは効能が高く良質なのかは、一般消費者にとって実際にはほとんど未知数であると言えます。また、それらの品質を消費者が客観的にスコアリングする方法が現状ほとんどない為、認証の取得そのものが製品の良質さを示

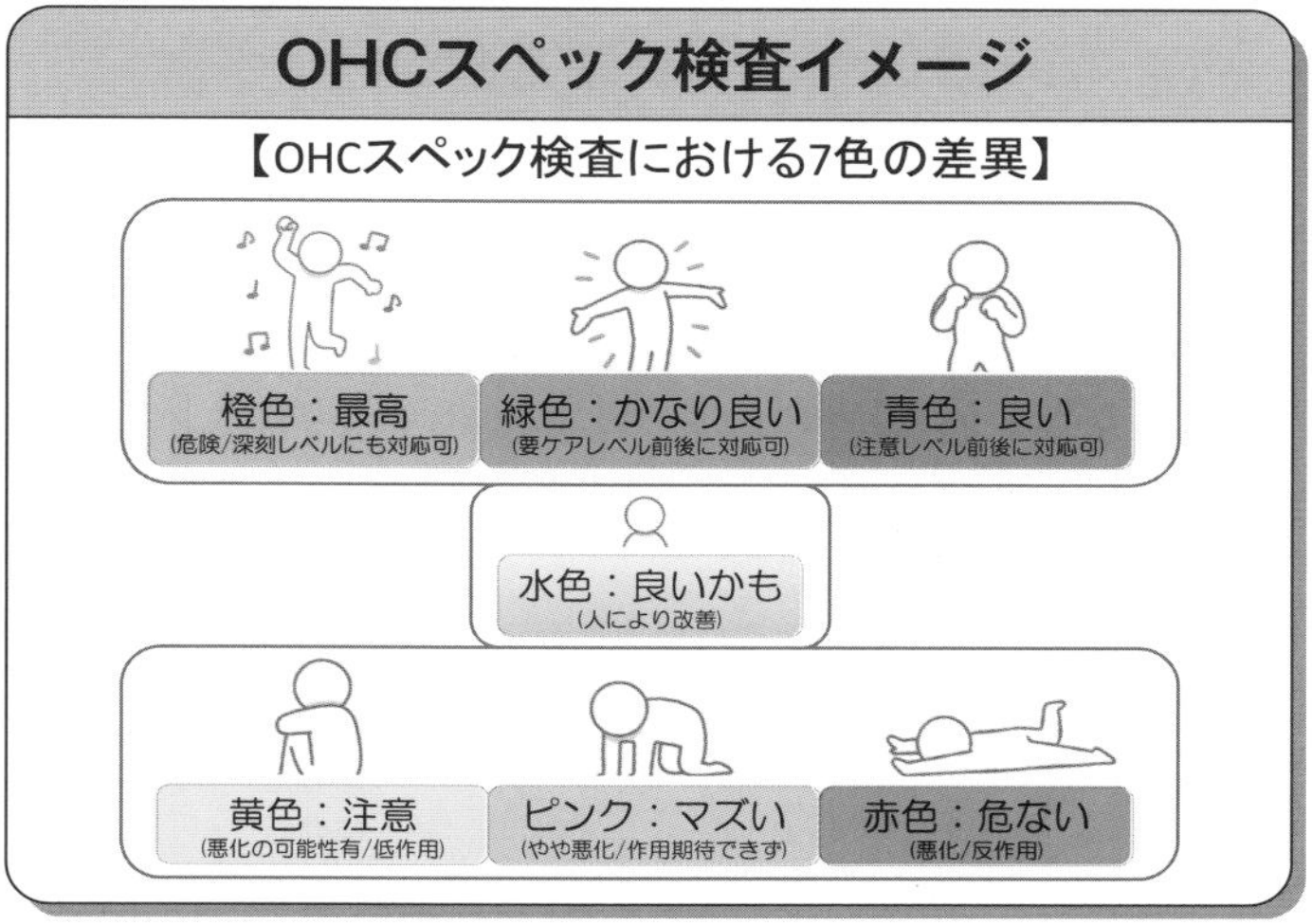

す一つの指標となっているのが実情です。

以前、海外のオーガニック認証製品の一つを当院で評価した所、非常に残念な結果が出たことがありました。オーガニック認証を受けた製品の方が、未認証のものより比較的良品であるという傾向はありますが、稀にオーガニックを謳っていても、低評価をつけざるを得ない製品もあるのです。そういった過去の経験も踏まえ、現行のオーガニック認証制度よりもシビアに「物自体の性質を数値によって評価することが可能」である、スペック検査のような測定方法、あるいは新たな評価基準を世に普及させていきたいと、私は常々願っております。

また、スペック検査に関しては、本当に良いものを探している多くの方々や、本当に良いものを作りたいと願う方々にこそ、ぜひご活用頂ければと思っております。

OHCスペック検査実例

項目 / 製品名	①マルチVM1	②マルチVM2	大手石鹸	無添加洗剤
基準値	4-6	8-10	2-4	8-10
抗酸化作用	1	9	-1	12
抗糖化作用	1	8	1	10
動脈硬化改善	0	7	0	8
血流改善	1	8	1	9
アンチエイジング作用	0	8	0	11
除痛作用	-1	6	1	10
自然治癒力への影響	1	7	0	11

項目 / 製品名	某調味料	某塩	某きび糖	オーガニック龍眼蜂蜜
基準値	-	32-34	22-24	54-56
抗酸化作用	-21	42	39	88
抗糖化作用	-21	41	32	84
動脈硬化改善	-19	43	25	72
血流改善	-20	45	30	80
アンチエイジング作用	-21	43	33	84
除痛作用	-19	35	24	66
自然治癒力への影響	-21	40	35	86

項目 / 製品名	市販おにぎり	某お菓子	じゃがいも	じゃがいも120秒レンジ加熱
基準値	▲4-▲6	▲14-▲16	10-12	0-2
免疫機能への影響	-11	-24	11	-5
肝臓への影響	-13	-26	10	-6
腎臓への影響	-12	-26	12	-4
心臓への影響	-10	-25	13	-4
抗がん作用	-11	-27	11	-6
脳への影響	-9	-25	14	-5
血栓への影響	-11	-24	11	-4

万井医院

第4章

これ、ほんまにからだにええん？

4-10 「ほんまにからだにええもの」をご紹介します

本当に身体に良いものを選ぶためには、「ある程度明確な判断基準を持つ」、「判断基準を得るために一定以上の知識を得る」などの、地道な努力が必要です。

しかし、只でさえ多忙な生活を強いられがちな現代社会の中で、皆さんが一から学ぶ為に時間を割くということは、とてもハードルが高いと言えるのではないでしょうか。

もちろんご自身でコツコツと知識を身につけ、研究を重ねることも大切です。しかし、少しでも簡単に「身体によいもの」を見分けるための手段の一つとして、当院で扱っているＰＲＡのような機器もご活用頂ければと思っております。

〝この人の情報なら間違いないだろう〟と感じられる専門家は、少なからずどのような業界にも存在するものです。食べ物やサプリメント等の情報に関しても同じで、一定以上その分野に精通している方、確かな情報を発信されている方を見つけることができれば、独自に学ぶよりも間違いのない知識をより早く得ることができるのではないかと思います。

私自身がその情報源として、どの程度機能するかは判断しかねる所ではありますが、少なくともこれまで20年以上かけて培ってきた測定データの集積、患者さまと向き合ってきた経験や実績をバックボーンとして、少しでも確かな情報を皆さまにお伝えできればと思っております。

では、ここからは私がこれまでに触れてきた「良いもの」の一部を、そしてそれらが何故良いのか、その理由と共にご紹介させて頂きたいと思います。

4-1　腸内環境の改善には「微生物の摂取」を

現代日本において、健全な腸内環境をお持ちの方はほとんどいらっしゃらないのではないでしょうか。日本人の約7～8割は潜在的にリーキーガット症候群（腸漏れ症候群）を抱えていると言われる昨今ですが、その原因の一端を担っているものが「有害化学物質や重金属の数々」であり、「欧米化した食習慣」や「日本人の身体に合っていない食べ物」であると言えるでしょう。しかし、上記のような原因が分かっていたとしても、改善することが難しい場合も少なくありません。

腸内環境を改善する為に必要なものとして、プロバイオティクス、プレバイオティクス、シンバイオティクス等、実にややこしい横文字が勧められる昨今ですが、先ずは健全な食物中に存在する菌類、土壌由来微生物等、我々の身近に存在している菌類こそが健全な腸内環境を作り出しているという事実を、頭の片隅に置いておきたい所です。

そこで私が皆さまにお勧めしたいのが、「SBO（Soil Based Organisms/土壌由来微生物）サプリメント」です。実は今、腸内環境を改善する目的で土壌由来微生物を含有するサプリメントが販売され、世界中で大変な人気を博していることはご存知でしょうか。国内でもSBOサプリメントの知名度が高まりつつありますが、未だ店頭などで気軽に購入できるようなものではありません。現状、困っておられるごく一部の方がその存在を知り、個人で入手しているような状態です。

では、そんなSBOサプリメントにはどのような特徴があるのか、その一部をご紹介したいと思います。

1. 「内生胞子形成細菌」が含まれており、胃酸に強く生きたまま腸に届きやすい
2. 一般的な乳酸菌群とは違い、腸内への定着が期待できる（一時的な効果に留まらない）
3. 冷蔵が不要で、2年以上常温で放置しても微生物群の生存率が高い
4. 抗真菌作用（特にカンジダ・アルビカンスへの作用）が期待できる
5. IBS（過敏性腸症候群）IBD（炎症性腸疾患）等への効果が高いという研究成果がある
6. 既存の腸内フローラと競合し、腸内の細菌バランスを崩す場合がある

以上のように、使用方法や製品のクオリティにさえ問題がなければ、その特徴の多くは腸に悩みを抱える方々にとって、メリットであると言えるでしょう。また、6の特徴に関しては、メーカーが独自の対策をとっている製品も多いようです。

そもそも、腸内環境を整えるにあたり、もっとも重要なのは「腸内フローラの多様性」を構築することです。腸内細菌群の量（ボリューム）、そして種類を増やすことが肝心ですが、ＳＢＯサプリメントは一定の量を補充しつつ、腸内細菌種を増やす作用が期待できるため、現代人にとって選び易い選択肢の一つであることは間違いありません。

そこで私からお勧めしたいものがあります。それは、当院で患者さまに処方させて頂いております大豆発酵食品の「よろづ」です。

「よろづ」は、特殊技術によって土壌から採取した微生物群を、おからと混ぜて発酵させたＳＢＯ食品です。当院では、味と栄養価のバランスを整える為に明日葉粉末も少量加え、飲み続けやすい食品として仕上げております。

腸内環境をお手当てするにあたり、この「よろづ」が必ずしもベストな選択になるとは限りませんが、続けやすく手間がかからないことは患者さまからも大変好評で、多くの患者さまよりポジティブな感想を頂いております。中には、足に使ってみたら水虫が改善した等の報告もありました。

「よろづ」は飲み始めた直後に何らかの体感を感じるという類のものではありませんが、続けやすい発酵食品の1つとして、腸内環境のベースを整える為のファーストチョイスとして、皆さまに自信をもってお勧めできる製品です。但し、大豆アレルギー、SIBO＝〝大腸内に存在する細菌が小腸で過剰に増殖している状態〟の方には、お勧めできない場合もあり、そのような症状のある方には、次にご紹介するＥｆＡＤ１０１株をお勧めしています。

当院でお勧めしている腸内細菌サプリメントで、薬剤にひけをとらない効果を誇るのが、ヒト由来腸内細菌の1種「ＥｆＡＤ１０１株」という細菌です。これは元々ヒトの腸内に存在していた種類の細菌株ですが、現代人の腸にはほぼ見つからず、絶滅しているのではないかとまで言われています。

このＥｆＡＤ１０１株に関しては古くから研究が進められており、東京警察病院を含む共同グループが「副作用なしで動脈硬化を予防、更に改善可能、コレステロールを低下させる」働きを発見した事実が、過去に読売新聞の一面で取り上げられたこともあります。

ＥｆＡＤ１０１株は現在も医薬品にはなっていない為、民間で購入する事が可能となっているのですが、実は抗発がん剤を始めとする様々な特許を取得しています。GOTやGPTの低下、血圧降下作用、抗う蝕（虫歯）剤、過酸化脂質減少剤など、様々な症状に対するエビデンスを持つ、珍しい菌株と言えるでしょう。

私の周囲でEfAD101株含有食品を継続的に飲んでおられる方達からは、肥大した心臓が元に戻った、狭心症が消えた、腸閉塞を伴う末期大腸がんが治った、血液検査で全てが正常値になった、酷い便秘が改善した、大動脈瘤が改善した等の感想を頂いており、その作用は確かなものだと確信を持っております。

では、何故このような事が起きるのか、そのメカニズムは実にシンプルです。熱水処理されたEfAD101の死菌体及びHSP60と呼ばれるヒートショックプロテインの作用により、腸内に存在する善玉菌と呼ばれる種類の菌が、最大で約10万倍にまで増加します。それらが小腸内に存在するパイエル板を刺激することにより、免疫機能が活性化する、自己と非自己の判断能力が改善する（この能力の低下は、アレルギーが生じる原因の1つとされます）、自己修復能力が活性化する等の作用を引き起こし、結果として様々な不調が元に戻っていく、というものです。

もう少しシンプルに言うなら、「腸内細菌群の量を爆発的に増やし、、人体に必要な成分の生成機能を高める（本来の理想的な状態に近づける）、パイエル板を活性化させる」ことがＥｆＡＤ１０１株の主な作用と言えるでしょう。

この菌株は対象となる人を選ぶことがありませんので、どのようなアレルギーを持つ方であっても、安心して摂取することが可能です。また、ＥｆＡＤ１０１株含有食品は様々な種類が販売されておりますが、できるだけ添加物の少ないタイプを選んで頂いた方が、より高い効果が期待できるのではないかと思います。当院では、今ではＷＥＢから手に入れることが難しい、有害な添加物の含まれていないタイプを選び、患者さまに処方しております。

4-2　健康のカギを握る生体水

身体を健康にしたければ、免疫力を高める、代謝を良くするといった事が必ず必要になってきます。そこで、先ず意識して頂きたいのが「身体の中の交通網は整備されていますか？」

ということです。

私たちの体内には酸素や栄養素などの物資を細胞の隅々まで送り届ける為、血管や毛細血管が縦横無尽に走っております。その長さは約10万キロ（地球約2周半）にも及びます。3Dや全身血管図などで見ると分かりやすいのですが、血管のみをピックアップして人体を見た場合、頭の先から足の先、手足の指一本一本まで、血管で全身を再現できてしまうほど、血液が通っていない場所は無いのです。

また、老廃物等を流していくリンパ系、シグナル・電気信号を伝える為に必要な神経系も重要です。これらのネットワークを正常に運用するために、体内において最も重要な役割を果たす物質のひとつが「水」であることは間違いありません。

体内における水の役割は実に多岐に渡ります。栄養素や老廃物の運搬、酸素供給、体内における生化学反応さえも、水がなければどうにもならないのです。体内で生じる様々な化学的反応の中心にあるものが「水」であり、それ抜きで人の健康を語ることは難しいのではないでしょうか。

そこで改めて考えていただきたいのが、私たちが日々飲用している水は身体にとって良い水（安全で身体が利用しやすい水）なのか、ということです。

もともと、水は豊かな自然が生み出したものであり、先人達は飲料水として地下から汲み上げる、湧き水を汲むなど、自然によってろ過された天然のろ過水を使用してきました。そのような水には殺菌を目的とした化学物質や重金属類が含まれておらず、自然の産物らしい身体によくなじむ性質があったと考えられます。

それが、今では塩素を始めとした様々な有害物質が含まれるようになってしまいました。水道水はもちろん、ミネラルウォーターであっても良質な水はあまり見かけなくなってしまいました。ミネラルウォーターに至っては、海外で多数のメーカー品よりマイクロプラスチック片が発見され、物議を醸しているところです。また、特定地域の水道水より同様の破片が発見されたという報告もありました。

現代社会においては、私たちの身体にとって真に良質な水を手に入れる機会は、恐らく昔と比べかなり減ってきているのではないでしょうか。では、身体にとって安全な水、質の良い水とは一体どのようなものなのか、私の考える条件をご覧いただければと思います。

1．有害な化学物質や重金属が含まれていない
2．高い（且つ良質な）エネルギーを持っている
3．自然な状態の水に近い

1は恐らく多くの方が気にしておられると思います。1の条件は日本だけでなく、多くの国々でも既に常識となっているでしょう。

2については少し説明が難しいのですが、言い換えれば「良いエネルギー（高いだけでなく、良質なエネルギー）を持つもの、振動しているもの」とも表現できます。低いエネルギーを持つものは、物を腐らせやすく、分解、崩壊へと向かわせる性質がありますが、高く良質なエネルギーを持つものは腐敗を止める（遅延させる）、生物の成長を促進する（有機物の合成などを促進する）などの作用を持つため、日常的に手に入るのであれば、高いエネルギー（強く振動していて良質）を持つ水を飲用した方が良いことは間違いありません。

3に関しては、「本来の自然な状態の水」こそが、もっとも身体に馴染むのではないかと考えられる為です。具体的に言えば、クラスターが細かく身体（細胞）への浸透性が高

食品類の浸水試験例（基準値推移）

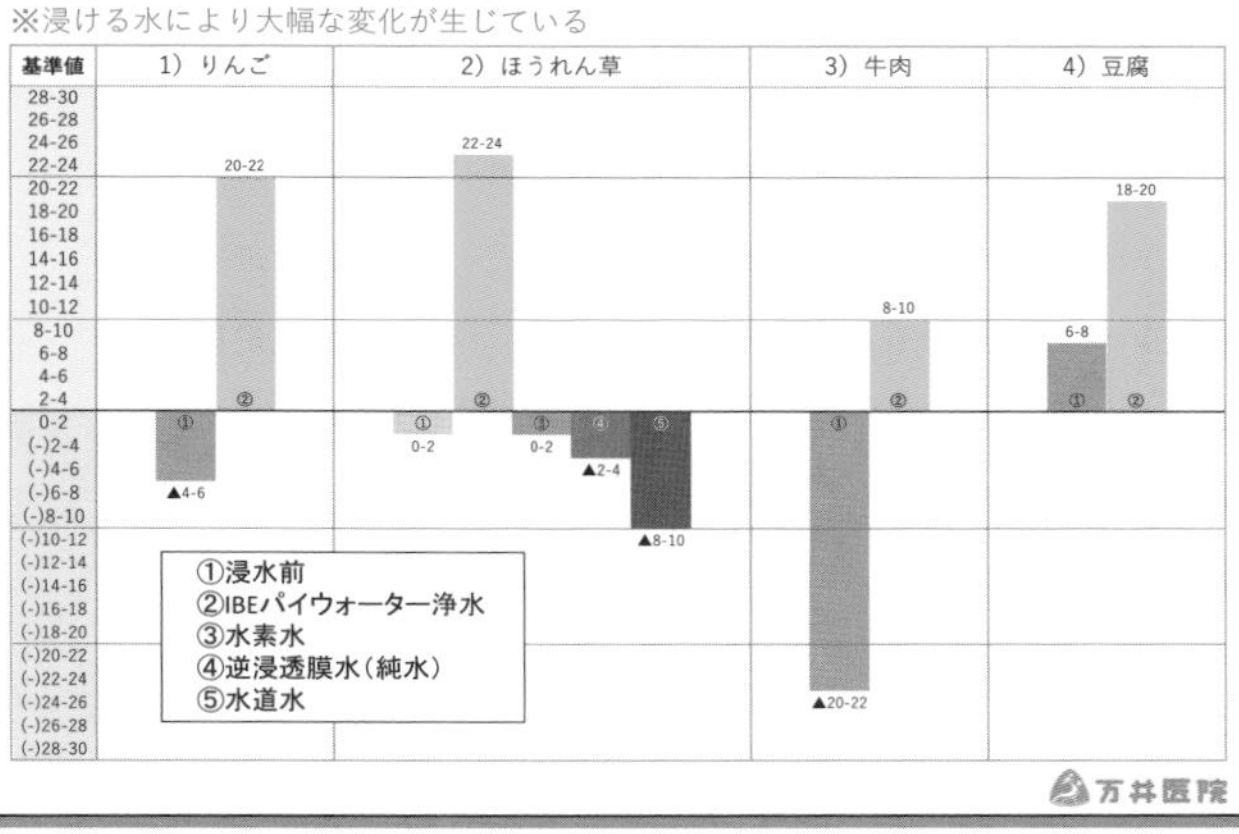

い、ミネラルバランスが極端に偏っていない、良質なエネルギー（振動エネルギー）を保持している、水を結晶化させた場合に綺麗な形を現す、等がポイントです。

しかし、このように僅か3つのポイントであっても、全てをクリアしている水を探すのはなかなか骨の折れる作業です。ましてや、現代では数え切れないほどの水が「良い水」として売られており、消費者から見ても〝何が本当に良いのかを判断すること〟がとても難しくなっているのではないでしょうか。

水に関して言えば、植物を育てる、野菜を浸水させてみるなどの方法を用いれば、簡易

食品類の浸水試験例（スペック評価推移）

	ほうれん草 浸水前		ほうれん草 バイウォーター浄水 10分浸水後		ほうれん草 水素水10分浸水後		ほうれん草 逆浸透膜10分浸水後		ほうれん草 水道水10分浸水後	
基準値	0-2		24-26		0-2		▲2-4		▲8-10	
残留農薬による悪影響	-12	G	20	D	-8	FFF	-12	FF	-29	GG
栄養価	-11	G	16	E	-9	FFF	-20	GG	-31	GG
水分含有量	-9	FFF	21	D	-6	FF	-9	FF	-17	F
発がん性	-10	G	18	E	-8	FFF	-17	G	-29	GG
精神面への影響	-4	F	23	D	-4	F	-13	FFF	-16	F
自然治癒力への影響	-11	G	18	E	-7	FFF	-15	FFF	-32	GG

	りんご 浸水前		りんご バイウォーター 60分浸水後	
基準値	▲4-6		20-22	
残留農薬による悪影響	-15	FFF	16	E
栄養価	-10	F	18	D
水分含有量	-9	E	20	C
発がん性	-9	E	17	D
精神面への影響	-8	E	24	B
自然治癒力への影響	-13	FF	21	C

	肉 浸水前		肉 バイウォーター 15分浸水後	
基準値	▲22-24		8-10	
残留農薬による悪影響	-39	FF	4	E
栄養価	-37	F	4	E
水分含有量	-32	F	7	D
発がん性	-44	FFF	4	E
精神面への影響	-34	F	6	D
自然治癒力への影響	-43	FFF	3	F

万井医院

的ではありますが、その傾向を確認することができます。植物が生き生きと育つ、野菜を浸けてみたら元気になる（質感がしっかりする、成長する、腐りにくくなる）といった結果が出れば、恐らく良い水である可能性が高いのではないかと考えられます。また、鉄釘を漬けることで錆び易さを確認すると、酸化しやすい水、身体の負担になる水かどうかが分かりますので、これも一つの指標になると思います。

さて、ここまでお読み頂ければ、ご家庭で日常的に使用される水に関して、少なくともある程度はこだわった方が良いという事をお分かり頂けるのではないかと思います。健康のために様々なサプリメントを摂取することも1つの手段として有効ではありますが、そもそも外部から体内に取り入れた成分を活用する為には〝生体水がうまく機能する状態〟でなければその作用も半減するでしょう。細胞内に十分な水分がなければ、活性作用が細胞の隅々まで届かない事が予想されます。

ここまでの内容で、「日々使用する水の質を改善する」ことの大切さをご理解頂けたのではないかと思います。よく「ミネラルウォーターを飲んでいるから大丈夫です」と仰る患者さまがおられます。しかし、日常的に使用される水はボトリングされ一定時間以上静止した状態にある水よりも、振動している水、流れている水（できれば直線ではなく、曲線を描くように動いている水）など、〝自然な状態に近い水〟の方が身体に馴染みやすいのです。

その為、ボトルウォーターを継続的に購入されるよりは、浄水器、あるいは整水器を使用し、水道水の質を高めた方が、結果としてより質の良い水を、より低コストで導入できると考えられます。

念のため簡単に説明をさせて頂きますと、浄水器は「塩素を始めとした不要な有害物質を取り除くもの」であり、整水器は「水の質を何らかの方法で高める、整えるもの」である為、その性質は別物と言えます。また、それぞれ特徴が異なる為、どちらが良いと一概に表現することは難しいのですが、水道水中にはヒトの身体に悪影響を与える様々な有害物質が含まれているため、飲食に使用されるのであれば、少なくとも浄水機能を持つ機器を設置することが必須条件であると言えます。

整水器と言えば、当院では古くから「ゼロ磁場療法」を取り入れており、「磁力」を利用したゼロ磁場ドームによるヒーリング、磁化作用により水質を向上させる「整水器（ネオマジック）」を活用してきました。このネオマジックをお勧めした患者さまからも、「水がまろやかになった」、「アトピーで湯船に浸かるのが辛かったが、この整水器を付けたお陰でストレスなく湯船に浸かれるようになった」などの、嬉しい感想を頂いておりました。

しかし、時代が進むにつれ水質の低下が著しくなってきた為、今では浄水機能及び活性機能を併せ持つ浄水器も新たに導入しています。とはいえ、磁力を利用した整水器にも相応のメリットはもちろんあります。

例えば、殺菌に使用される次亜塩素酸、これによる毒性の高さは既に皆さまもご存じかと思いますが、N極及びS極間に生じる磁力線の中を一定以上の速度で通過し、〝磁化処理された水道水中〟では、次亜塩素酸が減少し、次亜塩素イオンが増加する現象が生じます（使用される磁力及び水流の速度によって作用の強弱は変化します）。

次亜塩素酸は次亜塩素イオンに変化することにより性質が変化します。これによって、カルキ臭が減少する、肌への刺激が低下し水を柔らかく感じる、味がまろやかになる、お風呂のピリピリ感が減る等の体感が生じるというのが、磁力を用いた整水器の一般的な仕組みです。また、基本的に磁化処理を行う整水器は「買い替える必要がない」のと、「汚れを除去する作用を高める（例えば、水道管の汚れや腐食を防ぐ作用が期待されます）」ため、家庭用並びに工業用の製品として今でも広く活用されています。

磁気を用いて特殊処理を行った磁気（磁化）処理水、またそれを生成する機器は巷でよく販売されていますが、磁気・磁力の扱いは非常に繊細で複雑である為、上記に紹介したような効果に関して、どのような製品でも同じクオリティーが期待できるとは限らないという事実は、ぜひ皆さまに覚えておいて頂ければと思います。

さて、前置きが長くなりましたが、もし皆さまが日常使いされる〝良い水〟を探していらっしゃるのであれば、私が自信をもってお勧めしたい浄水器が1つあります。

それはIBE社のパイウォーター浄水器です。IBE社のパイウォーター浄水器は、ただ水を高度にろ過するだけでなく、前述の条件である「有害な化学物質や重金属を極力含まない、高エネルギーを持っている、自然界で流れる水の状態に近い」を全てクリアした水を生み出すため、飲料水、生活用水として最高の水を提供してくれると私は感じております。

これまで、IBE社はパイウォーター浄水器を通した水を使用し、様々な実験や試験を繰り返し行ってきています。それらの素晴らしい実験結果は一部であればホームページから確認することも可能で、IBEパイウォーターの持つ力の一端を垣間見ることができます。また、HPには掲載されていませんが、キルリアン写真（バイオフォトンではないかと考えられる、生きた有機体の放つエネルギーを映し出した写真）からは、視覚的に「IBEパイウォーター中に存在する、光を放つ高エネルギー」を確認することが可能です。

このことから、私たちはIBE社のパイウォーターを飲むことで、太陽光を浴びるのと同等のエネルギーを得る事ができるのではないかと推測することができます。

では、そのような〝高エネルギー〟は私たちの健康にどのように関わっているのでしょうか。

実は、人を含む多くの生命体は太陽光そのもの、あるいは太陽光を浴びフォトン（光子）を細胞内に蓄積させた食物を頂くことで、体内にフォトンを充填しています。取り込まれたフォトンはメラニン色素（メラニン色素及びメラノサイトは身体中どこにでも存在しています）によって「電子と水素」へと変換され、生命活動を行う為のエネルギーとして利用されています。この事実は、まだご存知でない方も多いのではないかと思います。

人が活動する際に必要とするエネルギー通貨（ＡＴＰ）は、主に糖や脂質といったエネルギー源を元にミトコンドリアが生産していると私たちは学んできました。しかし、太陽光に含まれるフォトンを用いて、生体内の水分子を分離させることで電子や水素などの生化学的エネルギーを作り出した場合には、なんと細胞が必要とするエネルギーの90％以上を獲得することも可能だろうと結論付ける論文も公開されています。

つまり、私たちが健やかに生きていく上で〝太陽光から得られるエネルギーの存在〟は、想像以上に大きなウェイトを占めているかもしれないと考えられるのです。人間には食物

４種の水で育てたキクラゲの影響を確認

項目／製品名	基本値	IBEパイウォーター	電解水素水	活性水素水	磁場活性水
基準値	<4-6>	<14-16>	<6-8>	<8-10>	<4-6>
免疫機能	5	18	10	12	8
ストレス	-2	11	2	3	1
自律神経系	2	16	7	8	4
脳	1	15	6	7	3
肺	0	13	5	5	2
心臓	1	14	6	5	3
腸内常在菌	-1	9	2	3	1
肝臓	0	12	3	4	2
腎臓	0	12	4	5	3
血液循環	1	16	6	3	3
動脈硬化	-2	11	2	2	0
悪性新生物・癌	0	14	4	4	3
気滞	0	14	5	3	2

データで確認しても、IBEパイウォーターで育てた
キクラゲの評価が最も高いものとなった

万井医院

を利用したＡＴＰエネルギー生産回路と、水と光（フォトン）を利用したエネルギー生産回路の２パターンが少なくとも存在しているという事実は、ぜひ覚えておいて頂きたい事実です。

以前、当院では、４種類の水を用いてキクラゲの成長に関する実験を行いました。全ての水の中で、ＩＢＥパイウォーターで育てたキクラゲは最も大きく成長し、更に収穫量も最多でした。それは、上記のような高エネルギー（ＩＢＥパイウォーターは沢山のフォトンを含有していると考えられる）のお陰だったのかもしれません。市販品では見かけないような、大きなプリプリのキクラゲが連日食卓に並ぶことになったのは、今でもいい思い

全く同じ成分でも効果効能が変化する理由

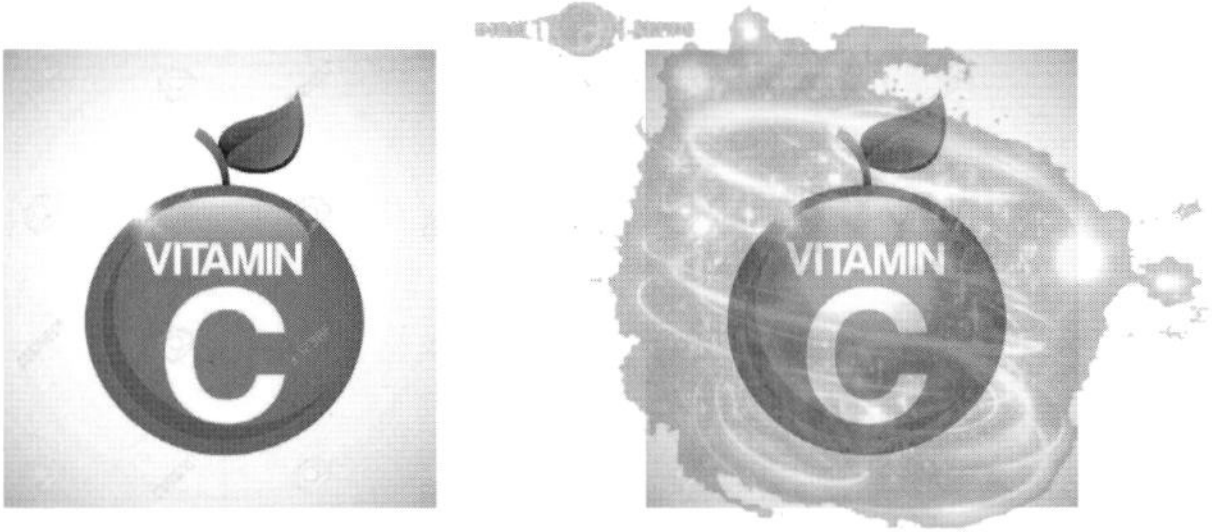

A.エネルギーが低い状態（基底状態）のVC　B.エネルギーが高い状態（励起状態）のVC

同じ成分で、同じ周波数（振動数）を持っていても、その強度は分子等の状態で異なる。励起状態にあるほど、影響力や作用が高まる。

出です。

ここでもう少しエネルギーに関する説明を補足しておきたいのですが、「物質がエネルギーを保持する」ことは現代物理学において広く知られている事実です。身近なところで言えば、光を吸収することで原子・分子が励起状態になり、光を放出する「蛍光」もその一つです。このような「物質が何らかのエネルギーを受けて励起状態になるような現象」は特定の事象に限った話ではありません。

（※励起状態とは、最もエネルギーの低い基底状態よりもエネルギーが高まった状態を指します）

あらゆるものは、常に様々なエネルギーからの干渉を受けており、また、何らかの形で外部環境に干渉しています。これは前述のバイオフォトンとも深い繋がりのある話ですが、人を含む多くの有機体は「様々な目に見えないエネルギー」を利用して活動を行っています。その中で最もウェイトを占めているものが「生命エネルギー、気、プラーナ」等と呼ばれるような種のエネルギーであり、生命体が活動を行う上で欠かすことのできないものであると私は考えます。

それらはある種の電気的エネルギーでもあり、そのエネルギーを意識せずとも自然に扱う私たちの肉体は「エネルギーを電池のように蓄える能力、利用する能力」を持っています。これまで、多くの方々が現代社会の中で「特定の栄養素、成分を摂取しなければ活動する事ができない」と学んでこられたかと思いますが、実際には「非物質的なエネルギーだけで生命活動を継続することが可能」であることも、一つの事実として明らかになってきています。

だとすれば、私たちはより良く生きるためにも「目に見えない様々なエネルギー」について学び、活用する必要があるのではないでしょうか。また、より高いエネルギーを保持した飲食物を摂取する必要があるようにも思います。

実はそのようなエネルギーの大切さに目を向けて、製品の製造あるいは販売を行っている業者さまもおられます。例えば長崎の「有限会社トキ」さまでは、有害な添加物を含まない、物理的にも安全性の高い食品に、エネルギーを高める加工を施すことにより更に品質を向上させておられます。トキ様は原料にもこだわりを持って製品を作っておられ、私も非常に信頼している会社の1つです。

もし皆さんが高いエネルギーを持つ食品を探されているのであれば、このようなお店から製品を購入されることをお勧めします。

幸いにも、私の場合はＰＲＡ機器を用いることで、食品等に含まれるエネルギーの状態をある程度把握することが可能です。集積してきたデータを元に、どのようなものであれば高いエネルギーを持っているのか、どのようなものを取り入れるべきか、それらに対する独自のノウハウも構築しております。

ＰＲＡ機器では、気になる対象をその都度測定し、検証することができる為、「あらゆ

基準値と生体エネルギーの関係性

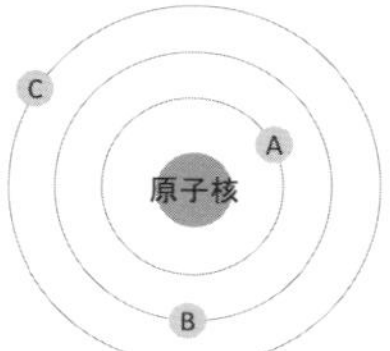

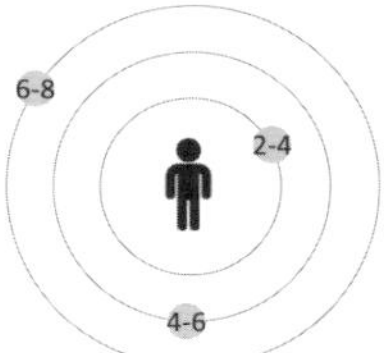

原子はそれぞれ特有のエネルギー状態（エネルギー準位）をもっている。

最も低い状態を基底状態と呼び、原子内の電子がエネルギーを吸収することで、より高いエネルギー準位へと、エネルギーが高まる（励起される）。

エネルギーの高さ（エネルギー準位）＝

C＞B＞A

基準値は、左図のモデルでいう「エネルギー準位」のようなもの。

最も低い状態を【2-4】とし、エネルギーが高まるにつれ、【4-6、6-8】と上昇する。

現在の基準値より高エネルギー（高基準値）のものを取り入れる事で上昇し、低いものを取り入れる（またはエネルギーを消費する）ことで低下する。

より高いエネルギーを保留している方が、体内で様々な働きが高まりやすい

るオーガニック認証制度や評価制度、エビデンス」等の内容に惑わされることなく、独自の基準（物性、非物性の両面で捉える評価方法）で様々な検体の解析を行なうことが可能です。

　また、対象の持つ生体エネルギーの高さに関しては、当院の検査結果に表記される「基準値＝エネルギーレベルの水準」をご覧頂く事により、簡単にご確認いただくことができます。

　話は戻りますが、このような「エネルギー」を私たちが日々の生活で無意識的に活用しているのだとすれば、エネルギー的に枯渇した食品や、人体からエネルギーを奪ってしまう

（あるいは低下させてしまう）食品などは、真っ先に避けた方が良いとは思いませんか？そして、できるだけ元気で状態の良い、健全で新鮮な食品、または水などを生活の中に取り入れ、しっかりとエネルギーを蓄えることが大切であると考えられます。

ＩＢＥ社のパイウォーター浄水器を通った水は基準値が非常に高く、エネルギー的には高い励起状態にある水（非常に高いエネルギー準位を保持する水）だと表現しても、差し支えがないと言えます。自然が多く残る土地ではエネルギーの高い水を採水することもまだ可能ではありますが、都市部でそのような水を日常的に手に入れることは、なかなか難しいのではないでしょうか。

このような、本来当たり前に手に入るはずの質の良い水（エネルギー的に高く、身体によくなじみ、食材や植物が生き生きする水）は、今ではなかなか手に入りません。今後、水道事業の民営化等に伴い、そのような水を手軽に手に入れることが、より難しくなると言われています。フッ素添加あるいは水道水中のフッ素濃度緩和など、水道水の質が更に悪化する可能性についても、強い懸念が拭えません。

水質と言えば、去る2017年、米国科学誌（J.Phys.Chem.B）にミトコンドリアが生成したＡＴＰから細胞がエネルギーを得る為には、細胞内に存在する水が必要不可欠であるとする研究報告が掲載されました。

これは、簡単に言ってしまえば「細胞内に水分がなければ、生み出されたＡＴＰを活用することが出来ない」という事実を示しており、エネルギーを得る為の溶媒として「細胞内水分（生体水）の存在は極めて重要である」ことを表しています。

上記の研究内容通り、細胞内に含有される水分がエネルギーの産生・獲得に使用されているということであれば、細胞内への浸透力が高く、細胞の水分含有量を増加させる働きが確認されているＩＢＥパイウォーターを日常的に使用することは、一つのベストな選択であると私は考えています。

医学が発展したと言われる現代においても、病気がなくなることはありません。また、昔よりも活力が低下している人が増え続けているともいわれています。そんな厳しい時代ですから、皆さまには質がよく、そして、何よりも「安全で、身体がよろこぶ水」をお飲みいただき、日々をより元気に過ごして頂ければと思います。

4-3 体内に潜む微小粒子と私たちの健康

皆さまは赤血球よりも遥かに小さな存在「ソマチッド」のことをご存知でしょうか。かつては複数の医師や博士によりBX、バイオン、プロティット、マイクロザイオン等と名づけられた〝微小生命体のような存在〟であり、ソマチッドそのものは自然界の至るところで発見することが可能だとされています。

また、ソマチッドと呼ばれるこの微小粒子は人の体内にも無数に存在しており、今では健康状態を測定する一つの指針としても活用されています。現在、国内でソマチッドを測定する事の可能な機関は少数存在していますが、ソマチッド研究の第一人者であるガストン・ネサン氏によれば、なんと最大で18カ月程度早く「がん」などの不調を予測することが可能です。

実は、体内に存在するソマチッドは〝宿主の状態（体内環境）によって形状が変化する〟のです。そのため、ソマチッドの形態・形状を観測することにより「現在の身体の状態、あるいは疾病等の傾向」を把握することが可能になるのです。

ところで、何故ここでソマチッドの話をするのかと言いますと、実はソマチッドにまつわる過去の様々な研究成果が、私たちが真に健康になる為の鍵を握っているかもしれないからです。過去、ソマチッド（と呼ばれる存在）は複数の研究者たちにその存在を〝度々〟発見され、研究が続けられてきました。

特定周波数の光を放射することでがんや細菌、ウイルスを殲滅する事に成功したロイヤル・レイモンド・ライフ博士、「エンドビオーシス（体内共生微生物）」理論を展開し、500以上の画期的論文を世に送り出したギュンター・エンダー・レイン博士、「病気の原因は外部から侵入してくる細菌あるいはウイルスやその他微生物ではなく、体内環境の悪化により、共生微生物が非病原性から病原性へと発展し、自然治癒力等が低下する為である」との主張を行ったアントワーヌ・ベシャン博士など、素晴らしい成果を残した研究者たちが、一様に「細胞よりも微小な、最小単位の組織（今ではソマチッドと呼ばれるもの）が存在している」事実を確認し、その研究の痕跡を記しています。

ソマチッドにまつわるエピソードは非常に興味深いものが多く、ぜひその多くを皆さまにお伝えできればと思うのですが、今回は少し省かせて頂き、皆さまにお伝えしたい要点を以下にピックアップしてみたいと思います。

①ソマチッドは体内環境に応じて16のサイクル（形態）に変化する
②ソマチッドは形態変化の中で病原性の細菌、バクテリアへと変化する可能性がある
③ソマチッド（と思われる存在）より「ＳＩＣ（低酸無酸性胃炎薬）」を精製した医師がいる
④ＳＩＣを使用した、数千例に及ぶ治療例、治癒例が公開されている
⑤ソマチッドはミトコンドリアに電子を供給する等、ＡＴＰ産生に関わっている
⑥動植物の細胞分裂にはソマチッドの放出する物質「トレフォン」が必要である
⑦ソマチッドの状態や働きは宿主の精神状態にも大きく左右される

以上の7点をご覧頂ければ、ソマチッドと呼ばれる存在が私たちの体内において非常に重要な働きをしている事がわかります。

細胞分裂やエネルギー通貨の生成に関わっているという点もそうですが、とりわけ「体内環境に応じて形態、性質、働きが変化する（身体にとって有益な働きもすれば、病気の原因にもなりうる）」という点がもっとも重要であり、見逃してはいけない性質なのではないかと私は考えています。

また、以下のような点に留意することで、ソマチッドを活性化し、体内環境の改善に繋げることができる（健康体へと近づく）であろうと考えられる為、ぜひとも、皆さまには意識的に実践して頂ければと思います。

①各々の抱える〝体内環境を悪化させている要因〟を突き止め、解消すること
②良質な水素水などを外部より摂取、あるいは腸内環境を改善し、水素ガスを生成させる（電子を取り入れることでソマチッド及びミトコンドリアの活性化に繋がる）
③心地よい環境の中で規則正しい生活を営むこと
（心の状態をより良くすることで、ソマチッドの状態や働きを良好に保つ）
④高くて質の良いエネルギーを持つ食材や水、日用品を生活の中に取り入れることで、

ソマチッドを活性化させること

〝人は外部環境に起因する微生物や細菌が原因となり病気に罹る為、抗生物質やワクチンで防衛しなければいけない〟、〝微生物の形状や働きは一定である〟等、現代では誰もが知る「細菌理論」の基礎を世に広めたのは、かの有名なルイ・パスツール氏です。しかし、実は彼には「私の細菌理論は間違っていた、細菌を取り巻く環境こそが病気を左右するのだ」と、自身の理論を撤回していたというエピソードがあるのです。

ではもし、この〝従来の細菌理論〟が本当に誤っているのだとすれば、真実はどのようなものなのでしょうか。この謎を解き明かし、世に広める事は非常に困難であるようにも思われます。しかし、先人たちがソマチッドと呼ばれる存在について研究してきた成果の一端を、私なりに噛み砕いてご紹介することにより、少しでも多くの方にこのような情報を広めることができればと思っております。

現在ヘルスケア産業の一部において「ソマチッドを体内に取り入れる」ことを目的とし

た健康食品が多数販売されているのをご存じでしょうか。私自身も一時はソマチッド入り製品の開発に関わっていた事がありますが、その中で気付いた事があります。それは、ソマチッドを体内に取り入れる事よりも、まずは体内に存在するソマチッドを活性化させる事がはるかに重要であるということです。

もちろん、外部からソマチッドを取り入れることは全くの無意味ではありません。健康を維持するためには、新鮮な食べ物や飲み物、自然環境からソマチッドを取り入れることは大変有益なことです。さらに言うと、現在私たちを取り巻く環境下においては、食べ物や飲み物から十分にソマチッドを取り入れることが難しくなっていますので、良質なソマチッドのサプリメントに頼ることは、健康レベルを引き上げる上で大変重要になると考えられます。

また、心身が弱っているときにソマチッドを外部から十分に取り入れることで、治療効果を得ることができると私は考えています。

しかし、外部から幾らソマチッドを取り入れたところで、体内環境（生体場）が芳しくない状態であれば、残念なことに取り入れたソマチッドはその機能を十分に果たすことができません。このような事実は、ソマチッドに携わってきた数々の研究者達が残した意見とも、概ね一致しているのではないかと思います。

これはあくまでも私の持論ではありますが、そのような「ソマチッド入り製品」に頼る前に、体内中に存在するソマチッドが活性化し、その機能が十分果たせるように、心身の状態をより健全に保つお手当てに力を入れることが理想的であると考えらえます。

心身が弱っている時にはソマチッド入り製品の使用もお勧めですが、通常時はソマチッド入り製品に頼るよりも先に、心身のコンディション（体内環境）を整えることを優先した方がよいのではないかと私は考えます。

また、ソマチッドはしばしば「エネルギーコンデンサ（※コンデンサとは、電気を蓄えたり放出したりする部品の事を言います）」と表現されることもあります。もし実際にソマチッドがエネルギーコンデンサとしての役割を持っているのだと仮定した場合、前述のＩＢＥパイウォーターのようにより高いエネルギーを保持したものを外部から積極的に取り入れることは、ソマチッドを利用する上で、大変効率的であると考えられます。また、心身のエネルギー環境が悪化しないよう、より良い状態を維持できるような工夫をする（例えば、ヨガや瞑想、エクササイズ、よく笑う、素足で土を踏む、日光浴や森林浴、砂浴などこ）ことも、ソマチッドの活性化に繋がります。

ご自身がリラックスできる環境や、自然に笑顔になれる場所に身をおくことこそがソマチッドを活性化させる重要なポイントになるでしょう。

眉間に縦皺が入るような場所や環境からは、できるだけ離れるようにしてくださいね。

4-4 古代植物ヘンプの持つ力とは

さて、皆さまは〝麻〟という言葉を聞いて、どのようなイメージを抱かれますか？〝麻〟は私たち日本人にとって大変身近な植物です。

夏に活躍する麻素材の服は、見た目にも涼しく、暑い日に着用すると一日を快適に過ごすことができますよね。七味唐辛子には麻の実が入っていて、プチプチとした歯ごたえと香ばしい風味を楽しめます。小鳥を飼育されている方でしたら、中型以上の小鳥の餌にも麻の実が含まれていることをご存じでしょうし、麻を使用した建材も、人体に無害な上に様々なメリットがあり、大変優れています。他にも麻は、下駄の鼻緒や凧糸、花火の火薬などにも使われているのです。

このように具体的に麻について考えてみると〝麻〟という植物は、日本人の衣食住全てを支えてくれる大変ありがたい存在であるといえるのではないでしょうか。
しかし、ここで〝麻〟を〝大麻〟と表現するとどうでしょう。一気に麻薬や危険な植物というネガティブなイメージと結び付いてしまいませんか？

大麻取締法という法律で取り締まられている〝大麻〟は、人体に悪影響を及ぼし、本人だけでなくその周囲にまで害が及ぶ危険性のあるものだ、というイメージを持つ方も多いのではないかと思います。皆さんも〝ダメ。ゼッタイ。〟の標語の通り、〝大麻〟は絶対的な悪であり、関わってはいけないものであるという印象をお持ちではありませんか？
古くから日本人にとって〝麻〟とは〝大麻〟のことであり、遡ると我々の祖先は縄文時代からその恩恵にあずかっていたのです。この〝大麻〟はもちろん大麻取締法で取り締まられている〝大麻〟と同じものです。

日本では〝大麻〟は本来〝おほ（お）あさ〟と読み、神道において罪穢れを祓う神の依り代であるといわれています。しめ縄や神社の鈴紐、横綱の化粧まわしなども大麻でできていますよね。古来より格式の高い伊勢神宮では、大麻は神宮大麻といわれるお札として領布され、御祀神である天照大神の御印でもある、由緒正しい植物なのです。

このように、大麻と日本人の関わりを改めて確認してみると、大麻がいかに物質的にも精神・文化的にも日本に根差しているのかがおわかりいただけるかと思います。

そして、大麻には先に挙げた神事に際しての役割や、衣食住を支える素材としての価値の他に、実は大変高い薬効成分が認められているのです。

大麻の薬効成分についてお話しをする前に、一般的な〝大麻〟のイメージを浸透させた大麻取締法について少し触れさせていただきたいと思います。

大麻取締法は１９４８年にＧＨＱによって制定されました。それまで日本では大麻の栽培・利用は当たり前のことでしたし、主食であるお米と並んで大変身近な植物でもありました。

戦時中の新聞には大麻が主成分である薬品の広告も載っていましたし、麻畑もあちこちに見受けられました。戦前には小学校の教科書に大麻の栽培法や使用法が掲載されており、授業で詳しくその内容を習うということもあったようです。大麻は日本国内で長い間愛され、生活に密着してきた国草ともいうべき植物でした。

このような歴史のある大麻に、一方的に誤ったイメージを押しつけているのが、現在まで改正されずに施行されている大麻取締法であるといっても過言ではないでしょう。日本における大麻取締法には疑問点が多く、これを作ったGHQの本当の目的は、日本の麻産業を抑制し、米国企業からの莫大な利権を見込んだ製薬・石油製品のマーケットを日本に作ることだったのではないかという意見もみられます。また、日本を弱体化させるための政策であるという見方をされている方もいるようです。

実際、大麻取締法には大麻そのものが違法な植物であるということは明記されておらず、その内容は、大麻の所持または免許を取得せず育成をしたことに対する罰則が主なものとなっています。大麻が危険で違法な植物であるということは、実質的にも証明されてはいませんし、法律的にも明言されていないのが現状です。

「大麻の有用性」と「大麻取締法」、この両方を詳しく調べれば調べるほど、大麻取締法がいかにナンセンスな法律であるのかということを考えさせられてしまいます。

大麻の実態や日本の大麻取締法に関しては、最近では書籍やインターネットなどで情報が手に入りやすくなっていますので、より詳しく知りたい方はぜひご自身で偏りなく幅広く調べてみることをおすすめいたします。

一方、大麻に関する国外の動きに目を向けてみると、1996年アメリカカリフォルニア州を皮切りに、2000年を超えてから加速度的にアメリカの各州（2019年1月時点で33州）及びカナダ、オランダ、ベルギー、イスラエル、ドイツ、オーストリア、スペイン、タイなど、世界各国で大麻使用の合法化が進んでいます。

新たな税収確保のためともいわれていますが、大麻の危険性が少ないことが認められてきたことも大きな理由の一つであると考えられます。

現に、大麻は煙草やアルコールと比較しても人体への害がほとんどないということも分かってきていますし、依存性はほぼ無いとみてもよいということも明らかになっています。

ただし、中毒性はそれなりにあります（アルコールの半分、カフェインの3倍程度）ので、心臓が弱い方などはあまり頻繁に使用しない方がよいこともわかってきています。

誤解しないでいただきたいのは、私はドラッグとしての大麻を推奨しているわけではありません。合成のカンナビノイドは人体にかなり悪影響を及ぼしますし、絶対に手を出してはいけないものであると考えています。ここでお話ししているのは、あくまでも昔からの方法で栽培された天然の大麻のお話です。

今や大麻は多くの国で、嗜好品としてだけでなく、医療の現場で利用され、実際に多くの実績を出しています。医療現場で使用される大麻は医療大麻と呼ばれ、天然の大麻を使用すれば、化学合成で製造された薬剤と比較して副作用もほとんど無く、難病をはじめとした様々な病気の治療に役立っています。

現時点で医療大麻に適応している疾患は、うつ病・統合失調症・認知症・不眠症・アトピー性皮膚炎・気管支喘息・てんかん・帯状疱疹・ガン・糖尿病などをはじめ、２００種類を優に超えているといわれています。

大麻は何千年にも渡り様々な国において医療目的で使用されてきた薬草です。その医療成分の源となる化学成分は、総称してカンナビノイドと呼ばれています。

カンナビノイドは、人間の細胞にもともと存在する特定の受容体を活性化させることにより、人体に有益な薬理効果を生み出します。特に人体にとって重要度の高い〈中枢神経系〉や〈免疫系〉において顕著な効果を発揮することが、研究や医療現場でも明らかになっています。ガンの治療に非常に効果的であるだけでなく、自己免疫疾患や1型及び2型の糖尿病、難病と呼ばれる病気に対しても有効であることが証明され、今もカンナビノイドに関して更なる研究は続けられています。特にてんかん発作に関して、驚くような結果が出ていますので、もし機会がありましたら一度調べていただければと思います。

大麻に含まれる有効成分であるカンナビノイドには、特に人体に有益であると認定されているものが複数あります。中でも良く知られているものが、最近耳にする機会が増えたCBDではないでしょうか。

以下に、数あるカンナビノイドの中から、CBDをはじめとした代表的なカンナビノイドを紹介させていただきます。

【CBD（カンナビジオール）】

ＣＢＤ単体には精神を高揚させる作用はありません。主に沈痛・抗生に効果が認められています。さらに、神経保護作用のある抗酸化物質でもあります。

ＴＨＣとの相互作用によって精神作用を促進、または抑制することがわかっており、所謂ハイの出現を遅らせ、長く持続させる働きもあります。精神を落ち着かせる働きも認められており、心身をリラックスさせて安眠を促すともいわれています。

ＣＢＤは医療大麻の主成分であり、痙攣、不安神経症、炎症、嘔吐などの緩和やガン細胞の成長抑制、その他様々な疾患に作用することが判明しています。実際にＣＢＤが試験管内で乳ガンの細胞を減らし、侵襲性を軽減することが明らかになっています。

ＣＢＤとＴＨＣはほぼ全ての麻から抽出される物質であり、自然生成されるカンナビノイドの２大成分となっています。全カンナビノイドに占める割合は０％から95％まで変化します。

【THC（△9型テトラ・ヒドロ・カンナビノール）】

大麻に含まれている精神作用活性成分といわれており、精神を高揚させる作用があります。過去の研究において、ＴＨＣはメラトニンの分泌に深く関わっていることが判明しています。メラトニンは脳の松果腺から分泌され、不老長寿ホルモンと呼ばれており、全身のホルモンバランスの司令塔ともいうべき存在です。

マウスの実験においても、メラトニン量を増やされた群では寿命が30％も延びたという結果が出ています。

さらに、メラトニンは60以上の病気の治癒に効果があり、高い抗酸化作用がアンチエイジングやガンの治療にも効果を発揮します。また、人間の睡眠と密接に関わっていて、ＴＨＣを摂取するとメラトニンの分泌量が通常時の40倍程度増加し、ナチュラルで質の高い睡眠導入効果があるといわれています。このことから、古来より副作用の無い睡眠薬として使用されてきた長い歴史があります。

ＴＨＣは全ての麻が必ず生成する物質ですが、カンナビノイド全体に占める割合は麻の種類によって異なり、１％未満から95％まで変化します。

種や茎を除く乾燥させた麻全体に含まれているＴＨＣの含有量は通常数％ですが、含有率の高い花穂では20％以上のものも存在します。

ＴＨＣには2種類あり、△９型ＴＨＣの二重結合の位置がずれた△８型ＴＨＣの存在も知られています。含有量は少なく、△9型ＴＨＣの１％以下で効力も劣ります。

ＴＨＣは天然のもの以外にその抽出過程で人工的に生成される場合もありますが、天然のものより効果が劣る上に副作用の心配もあります。

※ＴＨＣは大麻取締法により規制されているため、日本では使用できない成分です

【ＣＢＮ（カンナビノール）】

ＣＢＮは麻自体がつくり出す物質ではなく、後熟成や不適切な保存が原因でＴＨＣが酸化、変性し出来上がった成分です。酸化した物質であるため、ＴＨＣの90％が失われており、その分効果が薄れています。

【ＴＨＣＶ（テトラ・ヒドロ・カンナビバリン）】

全ての麻に存在している物質ではなく、アジアやアフリカなどの一部の麻にのみ存在しています。ＴＨＣＶはＴＨＣから二次的に派生したものではなく、特定の遺伝子を持った麻が直接生成するといわれています。効力はＴＨＣよりやや劣り、急速に発現し急激に消失します。

【ＴＨＣＰ（テトラ・ヒドロ・カンナビノール）】

モデナ アンドレッジョ エミリア大学のジュゼッペ・カネッザ教授が率いる研究チームが新たに発見した〝ＴＨＣと比較して、30倍以上の強力さを示す新しいカンナビノイド〟です。

２０１９年末、ネイチャー社の学術誌に掲載された試験管での実験では、ＴＨＣＰがヒトエンドカンナビノイドシステムのＣＢ１及びＣＢ２受容体の両方に結合することが示されています。また、驚くべきことに、ＣＢ１受容体に対してはＴＨＣＶよりも63倍、ＴＨＣより33倍強い効力を持ち、新しく発見されたＴＨＣＢと比べても、更に13倍効力が高い事が判明しています。

現在、マウス実験により、ＴＨＣＰがＴＨＣに似た効果を持ち、ＴＨＣよりも強力であることも分かっていますが、ヒトに対する効果は未知数であり、今後のさらなる研究が必要と言えます。

※現在は上記の他にもＴＨＣＢやＣＢＤＰなど、新たな成分についての情報も入手可能となっています。もし興味を持たれましたら、一度調べてみると面白いかもしれません。

本来カンナビノイドは、単体で摂取した場合と複数成分を同時に摂取した場合とでは、人体に及ぶ影響が変わるという結果も出ています。単体成分のみを使用してもある程度の効果は期待できますが、本来の効果を発揮させるためには、有効成分を臨機応変に組み合わせることが必要であるとの見解もあります。

カンナビノイドを単体で使用するだけでなく、各成分をいかに配合し、効果的に使いこなすにはどうすればよいのかを考えることが、これからますます課題になってくるのではないでしょうか。

ここで少し、誰もが怖いものだという認識を持つ「脱法ハーブ」や「危険ドラッグ」についてお伝えさせていただきます。

このような製品には天然の大麻が使用されていることはほとんどなく、人工的につくられた合成のＣＢＤやＴＨＣが使われています。合成された成分や、酸化した質の悪い成分でできていますので、精神的な不調をきたし、過度な〝アッパー状態〟や〝ダウナー状態〟を誘発します。もちろん身体にも良い影響は無く、ひどい時には心臓発作やショック症状で命を落とすこともあります。対して本物で（天然で）質の良い大麻ではそのようなことがおこることはほとんどありません。

身体に良い天然成分である大麻と、化学合成された「脱法ハーブ」「危険ドラッグ」との違いをしっかりと認識しておきたいところです。

合成されて造られた人工的な大麻成分こそ〝ダメ。ゼッタイ。〟なのです。


大麻の主な有効成分についてお話しをしたところで、次はそれらの成分がどのようにして身体に良い影響を与えてくれるのか、そのメカニズムを説明させていただきます。

皆さんはエンドカンナビノイドシステム（以下ＥＣＳ）というものをご存知でしょうか。

ＥＣＳは人間を含む多くの生物が、大麻の主成分であるカンナビノイドを摂取することによって生命活動を活発化させるための非常に重要なシステムです。

このようなシステムが存在し、そのための受容体がもともと生物の体内に備わっているということは、ＥＣＳは本来正しく運用されることが望ましいものであり、生き物が生きていく上で必要なものであると考えることができます。

一例を挙げますと、人間は〝脳内マリファナ〟と呼ばれる成分を体内でつくり出す能力を持っています。代表的なものとして、〝アナンダミド〟や〝アラキドノイルグリセロール〟

がよく知られており、人体の免疫活動に重要な影響を与えることが様々な研究によって明らかになっています。

これらの成分は、大麻に含まれるカンナビノイド中の成分と同じものなのですが、これはつまり、人体には大麻の成分を利用するためのシステムが「もともと」備わっているということを意味しています。だからこそ、世界中に古来より大麻が存在し、人々は身近な存在としてこれを活用し、大切にしてきたのではないでしょうか。

大麻を最大限に利用することで、本来人間の持つ機能・能力を最大限に活かし、生命力を高め、より健康な生活を続けることが理想的な人間のあり方なのではないかと私は考えます。

ここでもう一つ、ＥＣＳが生物にもともと備わっているシステムだという具体例を取り上げたいと思います。

「カンナビノイドが脳の老化を止めるメカニズム」が、２０１１年にボン大学とマインツ大学の研究者たちによって発見されています。

マウスの実験において、カンナビノイド受容体の働きを断ち切った個体は、そうでない個体と比較して退化の兆しを見せたのです。

つまり、カンナビノイド受容体が「生物の老化を止めるメカニズムを保持している」ことがわかったということです。

カンナビノイド受容体の働きを断った後に退化の兆しを見せた個体の老化スピードはとても速く、認知症の人における急速な老化に匹敵するほどでした。

脳の老化、劣化に関しては諸説ありますが、現在では環境などによるストレスや、有害な化学物質の蓄積、炎症などによってより加速していくのではないかという説が一般的です。しかし、そのような老化、劣化の加速に対応するメカニズムを脳自体が持っていることが、この実験によって明らかになりました。

それはつまり「脳を老化の変質から保護する」そして「損傷した脳を修復する機能」が脳自体に存在しているということです。

ボン大学とマインツ大学の研究者たちは、CB1というカンナビノイド受容体が持つ、今まで知られていなかった未知の機能をここで発見しています。

CB1はTHCと結合することで、人を高揚させるということが知られています。しかし、それだけではなく、脳の退化を防ぐという大切な役割を果たしているということが明らかになったのです。

実験により遺伝子テクノロジーを用いてマウスのＣＢ１の作用を断つと、マウスは急速で急激な老化や学習能力の衰え、明らかな神経細胞の喪失を示しました。年齢の進んだマウスほど、この傾向は顕著でした。

しかしＣＢ１が正常に活動したままのマウスは、神経細胞が非常に健康だったことに加え、学習能力や記憶能力に関してはＣＢ１の作用を断たれたマウスとの差が明らかで、全く老化の兆しを見せなかったのです。

このことから、ＥＣＳは脳を加齢から保護するメカニズムを保持しており、脳を正常に活動させるために〝そもそも必要なシステムとして〟存在しているのではないかということが容易に推察されます。

マウスの脳と人間の脳は、年齢の経過に関する変化という点において驚くほど類似性を持っています。このことから、この実験結果は人間に置き換えて考えることが可能です。

また、２００９年に岩手医科大学にて別の研究成果が発表されました。研究結果によれば、ＣＢ２というカンナビノイド受容体の働きを活性化させることで、ＮＫ細胞の細胞傷害活性が促進されるということが明らかになっています。つまり、ガンやウイルス性の疾患などから人体を保護するメカニズムにＣＢ２が関与していることが証明されたのです。

ＣＢ２は主に人体の免疫機能を調整し、様々な器官に影響を与えるカンナビノイド受容体であることが判明していますが、この研究結果によって、人体を保護する重要な役割としてＣＢ２が存在していることが改めて裏付けられました。

前述の内容をはじめ、これまでＥＣＳに関しては、体内の主なカンナビノイド受容体であるＣＢ１及びＣＢ２が特に重要であるとされてきました。しかし、実は国外の様々な研究において「生体内には他にもカンナビノイド受容体が存在している可能性がある」という見解が発表されています。

例えば２００７年12月、英国薬理学ジャーナル『British Journal of Pharmacology』には、ＧＰＲ55とよばれる受容体が〝新たなカンナビノイド受容体である〟という内容が発表されています。現段階ではまだ公式にはＣＢ３受容体として認められてはいないものの、既に多くの科学者たちはＧＰＲ55と呼ばれる受容体がカンナビノイドと深く関わっており、ＣＢ１及びＣＢ２とも深い関係性を有していると考え、研究を進めています。

ＧＰＲ55の特徴としては、脳内とりわけ小脳において特に強く発現しており、血圧や骨代謝などの生理学的プロセスに関わっていること、中でも骨の再吸収機能やガン細胞の増殖に強い関係があるということが現時点で明らかになっています。ＧＰＲ55をより深く研究することで、ガン細胞増殖のメカニズムが明らかになるのではないかと期待が高まっています。

現在、ＧＰＲ55に対するＣＢＤの作用に関してなど、様々な研究成果が発表されつつありますが、ＧＰＲ55以外のカンナビノイド受容体候補も既に複数発見されており、ＥＣＳと呼ばれるカンナビノイドを用いたシステムが「生命体を絶妙にコントロールし、統制をとるために機能している」ことを裏付ける根拠は今後ますます出てくることでしょう。

このような研究結果からも、人には大麻に含まれる成分を利用するためのシステムが〝はじめから〟備わっていることが改めて分かります。

各臓器に存在するレセプター（カンナビノイド受容体）は、ＥＣＳが正しく運用されることではじめて正常に作用します。私たちが本来もつ能力を十分に活かしたいのであれば、本当は大麻に含まれる成分を選択せず、うまく組み合わせた上でくまなく摂取することが理想的であると考えられます。

人間には、自分自身で脳内マリファナを作りだす機能はありますが、現代人は老化や様々な理由により、十分量の脳内マリファナを効率よくつくることができない傾向にあります。

脳内マリファナが低濃度になると、偏頭痛や線維筋痛症、炎症性の疾患、神経性の疾患、過敏性腸症候群など様々な健康被害が出てきます。そのような症状に対し、私たちは医療大麻という形で、外部から体内に足りていないカンナビノイドを補い対処するという選択をとることも必要なのではないでしょうか。

また、大麻に関して言えばヘンプと腸内環境との関係についても見逃せません。例えば、Rousseaux、Cによる2007年の発表（Lactobacillus acidophilus modulates intestinal pain and induces opioid and cannabinoid receptors.）では、乳酸桿菌プロバイオティクスを投与することによって「腸内カンナビノイド受容体」が増加し、ラットの腹痛が軽減するといった事実が公表されています。

そもそも、内因性カンナビノイド（脳内マリファナ類似物質）は体内のエネルギーバランス調整、免疫機能の調整、代謝機能全般に大きく関わっているものですが、簡単に表現するならば「脂肪酸ベースのシグナル伝達物質」であり、全身の受容体を活性化させることにより、様々な機能の調整を行うとても大切なものです。

内因性カンナビノイドの一種、脂質系ホルモンであるアナンダミドや2-AGなど(及びその受容体)は、「食欲や痛みに関する感覚、炎症反応、体温の調節、眼圧や筋肉の制御、エネルギーのバランス制御、代謝機能や睡眠の制御、ストレスに対する反応制御、脂肪摂取の調節、満腹感、血糖反応」など、実に広範囲なシステムに影響を及ぼすことで知られています。この一例をご覧いただくだけでも「内因性カンナビノイドの重要性」を皆さまにも感じて頂けるのではないかと思います。

現在、国内ではTHCを使用することはできませんが、CBDなどのカンナビノイド成分を体内に取り入れることにより「内因性カンナビノイドの働き」を活性化することができます。その結果、腸内細菌群の働きやECSの働きが向上し、脂肪組織代謝や血糖反応、炎症反応を始めとした様々な状態を改善することに繋がるのではないかと考えられます。

ここで、皆さんに改めて気を付けていただきたいことがあります。せっかく素晴らしい効能のある医療大麻を使用されるのでしたら、合成ではない天然の大麻成分であることはもちろんのこと、酸化はしていないか、カビや有害物質は含まれていないかなど、製品の質そのものにも気を配っていただきたいと強く願います。

私は医療大麻なら全てが良いものであるとは考えておりません。原材料の質や生育過程、製品を製造する過程、成分の種類と含有量、製造者の想い、保存方法、添加物などによって製品の品質は大きく左右されます。質の悪いものを使用したばかりに重大な副作用が出てしまうということも、十分に考えられるのです。

当医院のＰＲＡ検査でも、実際様々な会社のＣＢＤ製品を検査させていただきましたが、その品質はまちまちで、カンナビノイド製品であるからといって一概に全てが良いものであるとは限らないのだということを痛感いたしました。

また、誰かにとって良かったものがご自身にとっても良いものであるとも限りません。しっかりと情報を収集し、ご自身の体質やその時の状態など、条件に合った製品を選んで効果的に利用していただくことをおすすめいたします。

4-5 温熱施療はなぜ身体に良いのか

温熱施療と言えば「ハイパーサーミア」が有名ですが、がん治療やＨＩＶを始めとする難治感染症の緩和等にも一定の効果が認められるということで、現在では多くの患者さまが利用されるようになってきた療法であると言えます。

しかし、なぜ温熱療法がこれほど人気になっているのか、また、どのような効果が期待できるのか、その詳細に関しては「よく分からない」と感じられる方も多いのではないかと思います。

一般に、温熱療法とは、身体全体（あるいは身体の一部）を一定の体温まで高めることにより、様々な効果を得ようとするものです。施療の内容によって働きが異なる場合もありますので、それぞれの温熱施療の差異については受ける前に一度確認された方がよいでしょう。

温熱ドームをご利用頂くにあたり、「電磁波の影響を受けないように考慮されている」「鉱石から放射される遠赤外線を利用している」ものであれば、比較的安全性が高くお勧めです。私の病院では、遠赤外線放射率の高い鉱石を使用することで、負担なく全身の体温を高め、血液循環を改善させる効果の確認されたものを使用しています。このようなタイプの温熱ドームでは、高いリラクゼーション効果を得られる為（体験された皆さまから、とても気持ちが良かったとの声を多数頂いています）、副交感神経が優位になりやすく、免疫細胞の活性化を促す働きが期待されています。

幸い、当院ではＰＲＡ機器を用いた検査を併用することで「実際に温熱施療を行った際に、身体にはどのような変化が生じているのか」を評価分析することが可能です。本書の適合性検査実例にも温熱施療ドームの施術前後を事例として掲載しておりますので、どのように結果が変化するのかを一度視覚的にご確認いただければ、温熱施療の持つ効果に対して、イメージが湧きやすくなるかもしれません。

当院で患者さまに体感頂いた感想としては「全身が長時間にわたってほかほかする」「顔色が明るくなり、黒ずんでいた肌が白く変化した」「呼吸が楽になった」などのお声を頂いております。当院の温熱施療に関しては、処方水等を併用するなど、より高い効果を感じて頂けるような工夫を日々行っております。ＰＲＡによる経過観察では、血液循環の改善、心臓、肝臓、腎臓、肺機能、解毒機能などの向上（これは恐らく臓器の冷え、血液循環の改善による作用ではないかと推察されます）が認められました。また、当温熱施療による効果は直後だけでなく、数日に渡って継続されることを確認しております。

なお、温熱施療ドームの評価に関しては今後も引き続き検証を行い、その他の検査との整合性をとりながら、時間をかけて臨床データを集めていく予定です。

※今回上記にて紹介させて頂いた温熱施療の効果や体験談は、あくまでも当院に設置されている温熱施療ドームの効果によるものであり、全ての温熱施療において同様の効果が期待できるとは限りません。この点に関しては、くれぐれもご注意頂ければと思います。

4-6 「ウイルス時代」を生き抜く為の秘訣

２０２０年に生じた新型コロナウイルスによるパンデミック現象は、世界中に多大な影響を与えました。国内でも緊急事態宣言の発令が行われるなど、経済だけでなく、人々の生命活動全体に滞りが生じたのではないかと思います。

この度のパンデミックを皮切りに、多くの人々の間でウイルスに対する様々な意見が交わされるようになりましたが、一部では「ウイルスを用いた第三次世界大戦（量子ＩＤタグを使用したワクチン接種を行う為の手段）」と表現されるほど、ウイルスの継続的な流行に対して〝全世界的な危機感〟が高まっている事は間違いないでしょう。

では、今後も未知のウイルス、あるいは新たなウイルスが現れる可能性を考慮した時に、私たちはどのようにすればこの世界で健康的に生き抜くことができるのでしょうか。

基本的な事ですが、感染を未然に防ぐ方法に関しては、流水でしっかりと手を洗う（皮膚常在菌に悪影響を与えない石鹸、洗剤の使用も可）、マスクをつけて飛沫感染を防ぐ、アルコール等で消毒を行うという3つの方法が特に一般的と言えます。しかし、この中で少し気を付けておきたい事もあります。

まず、マスクは飛沫感染の可能性を軽減することができますが、一般的なサージカルマスク程度ではほとんどのウイルス（による空気感染）を防げないと考えた方が無難です。新型コロナウイルスの場合は、N99マスクが必要だと言われていました。

消毒用アルコールに関しては、その品質や濃度をしっかりと確認する事が重要です。民間の方が、消毒用アルコールのウイルスに対する効果を試験した結果、自身が使っているアルコールではウイルスに対する効果が十分ではなかったという声もあります。食品等と同様、このような製品群に関しても、しっかりと検証を行う必要があるのではないでしょうか。

巷に溢れる除菌製品も同様に、しっかりとしたエビデンスのあるもの、安全性が確かなものを選ぶことが大切です。次亜塩素酸だから、強アルカリ性だから、度数70％を超えるアルコールだから大丈夫など、「〇〇だから大丈夫」と考えるのではなく、使用する製品自体の正確な除菌性能や安全性をしっかりとご自身で調べましょう。

新型、あるいは未知のウイルスを目の前にすると強い不安を覚えるかもしれませんが、だからこそ、これなら大丈夫だろうと安易に考えず、1つ1つ検証していく事が肝心です。何故なら、〝たいして効果のないもの〟や〝効果はあるが人体に悪影響を及ぼすもの〟を繰り返し使用した結果、あなた自身のウイルスに対する抵抗力が低下してしまう可能性もあるからです。

2017年、「第四級アンモニウム塩を含む除菌剤や漂白剤が、COPD（慢性閉塞性肺疾患）を発症させる最大の要因である」との調査結果が報道されました。

COPDとは、有害な物質やガス等を吸入曝露することで生じる、肺の炎症性疾患のことです。具体的な症状としては、肺の組織が破壊された状態（肺気腫）や、慢性気管支炎、息切れや呼吸困難などが挙げられます。

米ハーバード大学とフランス国立衛生医学研究所によって、30年間に渡って続けられた研究では、週に1度、漂白剤や消毒剤を使用した人達がCOPDを発症するリスクは、最大32パーセント増加する可能性があることが指摘されています。

第四級アンモニウム塩（または第四級アンモニウム化合物）は、一般家庭で使われる漂白剤や除菌剤、洗濯用洗剤、柔軟剤、消臭剤、制汗剤、ウエットティッシュなどにも含まれているものです。除菌剤等で消毒を徹底する方が増えましたが、上記成分を含む製品を継続的に使用された場合、肺気腫や呼吸困難などのリスクが増加する可能性は否めません。

除菌作用を持つ製品の多くは、その名前の通り「菌に対してネガティブな影響を与える」効果を持ちますが、ここで一つ確認しておきたいことがあります。皆さんは、私たちの免疫機構の中に「常在菌による保護機能」が存在していることをご存じでしょうか。皮膚、粘膜、肺、腸など、体内外に存在する常在菌ネットワークを用いて、有害な微生物やウイルスから身体を保護する為の機構が人体には備わっています。しかし、安易に除菌をし続けてしまうことで、却ってこのような保護機能を低下させてしまう恐れがあるということを覚えておいて頂きたいのです。

では、どのようなものを用いてウイルス等と対峙すればよいのでしょうか。その答えは「安全性の高い原料を用いた除菌製品を使用する」ことです。

例えば、実際に効果の検証されたものとして、近年では〝ミネラル〟を使用した除菌製品が存在しています。皆さんの中には「水とミネラルだけで除菌することができる」と聞いて、耳を疑う方もおられるでしょう。しかし、複数の第三者機関において明快なデータを出している製品が確かに存在しています。そのような製品の中には、米国FDA Medical device CRASSI登録（米で医療機器として認められている）された製品も存在するなど、〝水とミネラルのみでも除菌することが十分可能であるという事実〟は証明されており、医療機関内外で既に実用化されているのです。

ただ、中には本当に効果があるのか分からないものも数多く存在する為、このような製品の判別を各人が的確に行うのは少し難しいかもしれません。その場合、次にお勧めしたいのは「植物由来のアロマ」を用いたウイルス対策です。

例えば、ウイルスに対する高い作用が認められるものとして月桃、ヒバ、ヒノキなどが挙げられます。いずれもウイルスに対して〝感染力の抑制等〟一定のエビデンスを持つハーブばかりです。

アロマなどを用いてウイルスの脅威を防ぐことはできないと感じる方もいらっしゃるで

しょうが、既にウイルスに対するエビデンスを持つアロマもありますので、〝アロマ=新たなウイルスへの効果は期待できない〟と決めつけるのは早計と言えるでしょう。

更に言えば、植物のアロマを用いてウイルス対策を行う場合、除菌剤等とは異なる為、有効成分を「直接身体の中に取り入れる」ことも可能です。通常の方法ではケアを行う事が難しい肺や脳といった部分であっても、香り成分は血流に乗って辿り着くことができるのです。アロマと言えば、ディフューザー等で空間に拡散させる方も多いのではないかと思います。アロマを使用することで〝体内に潜むウイルスに影響を与えることも可能〟だと言う事実は、ぜひ覚えておきたい所です。

このように植物由来の成分を用いたものは、抽出エキス、または精油といった形で広く販売されていますが、原料品質や製造工程の違いにより、効果に差異が現れる可能性は十分に考えられます。アロマ製品を使用する際には、原料は可能な限り無農薬またはオーガニックであることが分かるものを選ぶことをおすすめします。もしくは、品質にこだわりを持つ、信頼できるメーカーのものを選ぶことをおすすめします。

続いて、新型コロナウイルスを含む、未知のウイルスに感染した場合のケアについて、少しお話ししておきたいと思います。

まず、第一に「パニックにならない」ことが大切です。未知のウイルス、あるいは治療法が一般的に普及していない種のウイルスに感染した場合、どうしても不安な気持ちになってしまうと思いますが、まずは慌てず冷静に〝誘導性のない、正確な情報〟を集めるように意識してみてください。

例えば、ＨＩＶは薬剤で発症を抑える事が可能になりましたが、今でも完治させることが難しいというのが〝一般的な〟常識です。しかし、私が知る限りでは、ある一部の食品がＨＩＶ陽性を陰性に導いたという例が複数存在しており、〝ＨＩＶは治らないという常識〟はあくまでも〝現代の一般的な西洋医学的見地に基づいたもの〟だと考えております。

私たちは〝現代医学で治せないものは治らない〟という考えや〝現代科学で証明できないものは非科学的で根拠がない〟という考えに陥りがちですが、果たしてそれは本当に真実だと言えるのでしょうか。

人は常識や当たり前という枠組みに囚われてしまうと、正常な判断を下すことが難しくなってしまいます。ウイルスの情報に関しても、できるだけフラットな状態で判断が行えるよう、いつでも柔軟な思考を持っておきたい所です。また、このような思考を普段から持つことで、先ずはパニックになることを防げるのではないかと思います。

では実際にウイルスに感染した場合のお話に移りますが、例えば新型コロナウイルスに感染した場合は、以下のようなポイントに気を付けることが大切です。

1. 無症状の内に起こる「体内の酸素不足」
2. 血管内皮機能の障害と慢性炎症（血栓や動脈硬化の増加）
3. 「後遺症」と呼ばれる多種多様な不調

上記の通り、新型コロナウイルスへの感染進行が疑われる場合、気を付けなければいけないのは肺炎や熱、咳といった症状だけではありません。体内でウイルスの増殖が進んだ場合には「全身の細胞における酸素不足」や「血管機能の低下」などが生じる為、免疫機能や代謝機能を始めとした、身体中の様々な機能が徐々に低下していくのです。

新型コロナウイルスが体内に入ってくると、ＡＣＥ２と呼ばれる全身の受容体に結合増殖することは広く知られていますが、その他にもヘモグロビン内のヘム、免疫機能を担うＴ細胞等と結合することで増殖する事実が分かってきました。端的に言えば、新型コロナウイルスがヘムと結合した場合は酸素運搬機能が低下し、Ｔ細胞と結合すれば免疫機能が低下します。

これらの事実を客観的に見る限り、新型コロナウイルスが体内で増殖を続けた場合には、身体のどの部位で不調が現れてもおかしくはありません。例えば、ウイルスがＡＣＥ２受容体の多い小腸内で増殖すれば免疫機能が低下し、自己免疫疾患やアレルギーの発症や強化に繋がります。血管で増殖した場合は、動脈硬化や血栓が緩やかに進行し、狭心症や心筋梗塞、脳梗塞といった疾患のリスクを増大させます。各臓器内で細胞の壊死が進み、肝機能障害や腎機能障害が生じるといった事も考えられます。

また、感染後の後遺症には嗅覚や味覚異常の他、神経系の障害や糖尿病等も挙げられており、身体中のあらゆる機能が崩れてしまうことは間違いないでしょう。

では、様々な不調を招く新型コロナウイルスに対して、私たちはどのようにして立ち向かうべきなのでしょうか。少なくとも、今回の新型コロナウイルスは様々な変異を遂げるウイルスである為、抗体療法やワクチンといった方法に期待することができないのは確かです。本稿執筆時点では「ウイルスが細胞に感染する能力を低下させる」為の食事療法、栄養療法（高濃度ビタミンＣ投与含む）、サプリメント療法による治療効果に注目が集まっているような印象を受けます。

例えば、栄養素では、体内で急速に消費される亜鉛を始め、造血に関連するビタミンＢ群、ヘムの破壊を防ぐビタミンＣ、感染抑制に直結するビタミンＤの摂取は必須でしょう。また、ウイルスの感染抑制作用が期待できる植物性ポリフェノール類として、ＥＧＣＧ（茶カテキン）を含む緑茶類やターメリックなどの「ウイルスのスパイクに作用する等、増殖を抑制する成分」は何らかの形で日々恒常的に摂取することをおすすめします。

ただ、○○の成分を摂ればそれだけで大丈夫であるとハッキリ言えるようなものは現時点では存在しておらず、いずれの方法も確実性に欠けるのは否めません。そこで、具体的な対策法に悩んでおられる皆様の為に、これまでの知見を元にまとめた情報をお伝えしたいと思います

A. 感染予防①（ウイルスを体の中に入れない為の工夫）

「マスク、手洗い、除菌」など、ウイルスを体の中に入れない為の工夫は沢山ありますが、マスクならN99以上でないとしっかりと防げない、除菌効果の低い除菌製品が蔓延している等、実は効果があまり期待できない対策法が氾濫しているのが実情です。

例えば、石鹸一つをとってみても、天然系の界面活性剤であるのか、合成系の界面活性剤を使用しているのかで、その効果が全く異なることはご存じでしょうか。天然石鹸成分のオレイン酸カリウムだと、新型コロナウイルスを99.9％不活化する効果が証明されています。スーパー等で手に入るものは合成系のものが多いのですが、実は合成系の界面活性剤と比べ、天然系界面活性剤は100‐1000倍以上もウイルスに対する除菌効果が高い事は意外と知られていません。このような成分を含む天然系の石鹸としては、シャボン玉石鹸が有名で手に入りやすいのではないでしょうか。

なお、2020年末時点ではPRTR制度（Wikipedia によると、特定化学物質の環境への排出量の把握など及び管理の改善の促進に関する法律）における第一種指定有害物質の候補に石けんが追加され、パブリックコメントの募集が実施されていました。これは端的に言えば「自然素材から石鹸を製造することを禁止する流れができてきている」ということです。

自然素材由来の石鹸は、長い年月世界中で使用されてきたもので、化学合成されて作られたものより遥かに有害性が低い(質の良いものになると、有害性は無いといっても過言ではありません)ものであるということは実証されています。また、自然環境への影響を考えても、河川や下水処理場でほぼ100%分解されますので、悪影響は無いといってもいいでしょう。その上、生態毒性は発現しないと科学的にもすでに証明されています。これだけ安全で、しかもウイルスを不活化する効果も高い自然素材由来の石鹸を、禁止しなければならない理由は何でしょうか。私は不思議でしかたありません。

このままでは、本当によいものであるはずの自然素材石鹸が使えなくなり、化学合成された身体に有害な石鹸ばかりが巷にあふれることになります。これは本当に恐ろしいことです。

また、除菌製品であればIN YOUマーケット(WEBサイト)で購入可能なテラヘルツ波ミネラルスプレーがエビデンスも豊富でお勧めです。こちらは新型コロナウイルスを2秒で不活化するエビデンスを持った原料を使用しており、噴霧直後だけでなく、付着したミネラル成分が持続的にウイルスを破壊し続ける為、除菌コーティングスプレーとしてもお使い頂けます。興味のある方は、ＩＮ ＹＯＵマーケットのＷＥＢサイトに詳しい情報が載っていますので、そちらをご覧ください。

通常使用ではウイルス防護効果の期待できない布マスクに噴霧すれば、それだけで確かな除菌力を持った布マスクに変わります。原料には水と天然由来ミネラルしか使用されていない為、アレルギー体質の方、お子様、動物にも安心してお使い頂けます。私は普段からこのスプレーを噴霧した布マスクを使用しています。私が布マスクをお勧めする一番の理由は「通気性が比較的良い（紙マスクと比較して通気性の良いものが多い）」という理由ですが、皆さんは「子供がマスクを着用し続けた場合の有害性」に関する論文が、２０２０年にドイツで発表されたのをご存じでしょうか。０～18歳まで、約２６０００人を対象としたヴィッテン・ヘァデッケ大学の大規模調査では、約７割の子供がマスク着用により、何らかの障害を受けた事実が報告されました。

その内訳は頭痛や集中力の低下、倦怠感、眠気、幸福感の低下といったもので、「マスクの長時間着用（論文内における１日の平均マスク着用時間は２７０分）による、恒常的

安全で確かな効果のある除菌剤を探そう

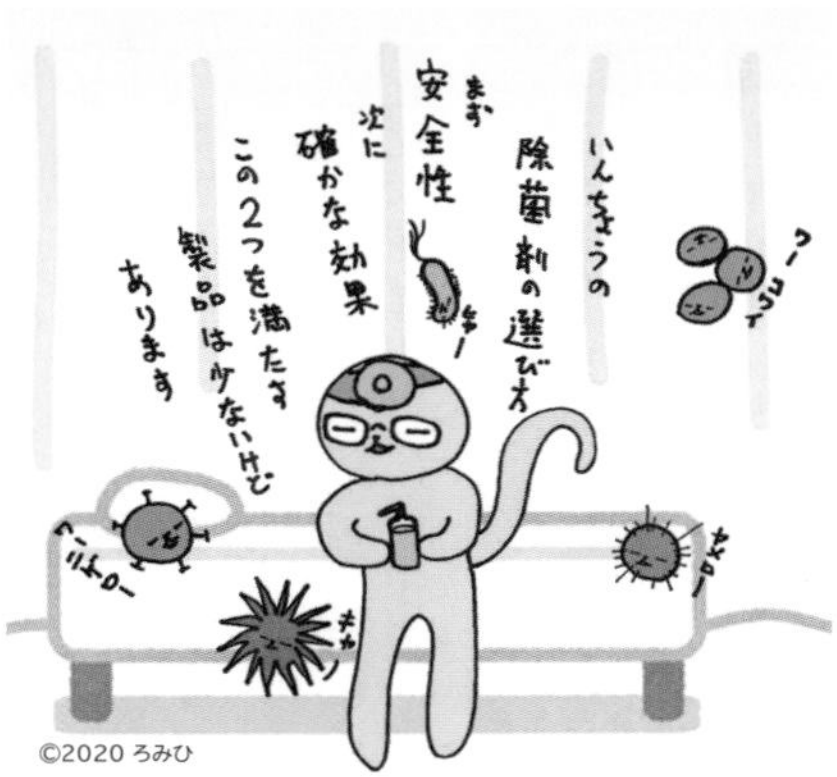
除菌剤の選び方
まず 安全性
次に 確かな効果
この2つを満たす
製品は少ないけど
あります
©2020 ろみひ

な酸素欠乏状態」が疑われております。酸素欠乏といえば、国内でも学生がマスク着用のまま持久走を強要され、幾人もが救急搬送される事態が発生しているようです。

マスク着用時に生じやすい酸欠、過呼吸、二酸化炭素の再吸収による二酸化炭素過多な状態の発生を防ぐためにも、マスクを装着する際には通気性の良い布マスク（例えば、目の粗いガーゼで自作するなど・可能であればオーガニックのもの）を使用し、スプレーを併用することをお勧めします。また、マスク着用状態での運動は避けるように注意しましょう。

前述のスプレーに関しては私自身も常に愛

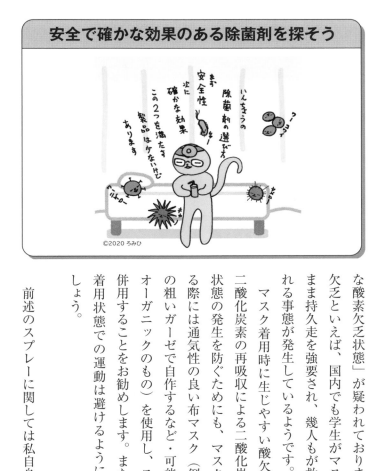

用しており、今や手放せない製品になっています。

余談ですが、このスプレーは揮発性有機化合物（ＶＯＣ）と呼ばれる有害物質を分解する作用を持っています。一般的なポリウレタン製マスクの中には猛毒と呼ばれるイソシアネート（アレルギー性喘息・心臓血管系の症状・肺線維症・間質性肺炎などを引き起こすといわれています）が残留している可能性があるのですが、このスプレーを使用していれば、そのリスクを軽減することも可能です。

巷には沢山の除菌製品が溢れていますが、新型コロナウイルス対策で購入される場合は、「安全性の高い原料を用いた除菌製品を使用する」、「しっかりとしたエビデンスのある製品を選ぶ」ことをお勧めいたします。

B．感染予防②（ウイルスを体の中で増やさない為の工夫）

これに関しては、感染抑制作用を持つ植物性ポリフェノール類などを摂取し、体内でウイルスが増殖する能力を低下させる事が有効であると考えられます。具体的にはＥＧＣＧを含む無農薬・自然栽培の緑茶（薬剤を使用している場合、有効成分の効力が低下する為）

がもっとも身近で手に入りやすく、実践しやすいのではないかと思います。

ポリフェノールの他にも、藍藻類の海藻やターメリック等、感染抑制効果を持つ成分は沢山ありますが、大切なのは「負担がなく、長く継続できる」ことです。

そういった意味では、生きた酵素や微生物が一緒に摂取できる、青パパイヤ発酵食品のバイオノーマライザーもとてもお勧めです。加工工程で加熱処理を行わず、薬品なども一切使用されていない上、原料自体も非遺伝子組み換えでオーガニック栽培されているパパイヤのみを使用している為、製品としては極めて安全性が高く、安心してお使いいただけます。

この製品は、有効性に関して130を超える学術論文が出されており、医療的な目で見ても確かなものであることは間違いありません。マクロファージを活性化させる一方、好中球の働きは抑制する、ガン細胞を攻撃するナチュラルキラー（NK）細胞を活性化する、体内にウイルスがいる時、γ-インターフェロンの生産性を高めるといった働きの他、放射線による悪影響を軽減するなど、例を挙げればきりがありません。

原料となるパパイヤには血栓阻害作用を持つ成分も含まれていますので、新型コロナウイルス感染によって生じる有害な悪影響を緩和、軽減する作用が期待できると考えられます。少なくとも、私の周囲で使用している方達からは、狭心症の発作が無くなった、数か月の飲用で四肢末端の冷えが完全に消えた、うつが治った、全身の浮腫みが無くなった、低血圧が改善した等、多岐に渡る声を頂いております。

C．身体治療（ウイルスにやられた身体を修復する為の工夫）

今回の新型コロナウイルス（SARSCoV2、症状としてはCOVID19と呼ばれる）に感染した場合、全身が満遍なく破壊され疲弊します。その為、全身の修復に必要な栄養素を十分に摂ることが非常に重要です。刻一刻と消費される各種ビタミン、ミネラル、アミノ酸類のほか、細胞膜の状態を健康に保つ為にもオメガ3系脂肪酸は意識して摂るようにしましょう。食品から栄養を得る場合は消化器系に負荷をかけない「無農薬の食材、非遺伝子組み換え」のものをできるだけ選ぶようにしてください。炎症を増長する一般的な小麦粉や白砂糖、牛乳なども摂取量は極力減らしてください。

サプリメントであれば、生きた酵素をしっかり含み、高い抗酸化作用を持つバイオノーマライザー、腸から全身の調整力や自然治癒力を高めていくＡＤ１０１株、重金属等のデトックスとミネラル補給を同時に行えるMinery等が特にお勧めです。

その他、ヘムの破壊による悪影響を防ぐためには〝リポソーム型〟の高濃度ビタミンCサプリメントや、5-ALA（5-アミノレブリン酸、新型コロナウイルスに対する強力な感染抑制作用が証明された天然由来アミノ酸）を含むサプリメント類の摂取も良いでしょう。

4-7　恐怖！電磁波やLED光

国内で一向に減ることのない「がん」や「心筋梗塞」の原因に、一部の有害な電磁波や、LEDから放射される光が関与しているということはご存じでしょうか。

かつて、フランスのユービシエール・シモン博士が行った鶏卵の孵化実験において、携帯電話の電磁波が、鶏卵の孵化率にどのような影響を及ぼすかが確認されました。

孵卵器のそばに携帯電話を置くだけという簡単な実験ですが、たったそれだけで平均死亡率が12％から72％へと上昇した（6倍程度死亡率が高まった）という事実が確認されているのです。

その他にも、アメリカ保健福祉省が進めてきた公衆衛生プログラム（アメリカ政府が進めている国家毒性プログラム）や、イタリアのラマツィーニ研究所での研究において「2G以降の携帯電話の電磁波には発がん性がある」という研究結果が公表されています。

実は、私たちは想像以上の悪影響を電磁波から受けているのかもしれません。

日本国内では2019〜2020年頃より携帯電話を含む5G通信、スマートメーター（通信機能を持つ電子式電力量計。2024年までを目途に、国内全戸に設置予定）の設置が本格的にスタートしています。その結果、各地において「頭痛がするようになった」、「吐き気や眩暈がひどい」、「変な音が聞こえるようになった」など、様々な声が日常会話やインターネット上で飛び交うようになってきました。もちろん、これら全てを〝5Gやスマートメーター等、電磁波の影響によるもの〟であると明言することはできません。しかし、〝5Gやスマートメーターによる健康被害や環境への悪影響〟は世界中で懸念されており、特に5Gに関しては、スイスやサンフランシスコ、ベルギーのブリュッセルなど、使用が禁止されたエリアが複数存在しています。また、スマートメーターに関しては、イタリアでは全面禁止、その他の国においても、多くの反対運動が続いている状態です。

では、5Gやスマートメーターの持つどのような特性が、人体に悪影響を及ぼしてしまうのでしょうか。5Gではマイクロ波からミリ波帯の周波数を使用しますが、「ミリ波」と呼ばれる周波数帯が生体に及ぼす悪影響については、実は1980年代頃から徐々に明らかにされていました。

例えば、2002年のロシアの研究では、マウスが42GHzの周波数に曝露されると、免疫に関係する細胞の活動が、著しく低下する事実が判明しています。別の研究では、35GHzの周波数に曝露されたラットのマクロファージが変化し、循環器系の機能を低下させる、低レベルのミリ波放射がラットの水晶体を混濁させる（白内障その他の疾病を引き起こす）、といった研究結果も公開されています。

実は、5Gで使用可能となる40－60GHzの周波数帯は、酸素分子が特に吸収しやすい（影響を受けやすい）領域です。60GHzの電磁波は酸素分子（及び電子のスピン）に影響を与えますが、その結果、血液中のヘモグロビンと酸素の結合を阻害する（酸素を取り込み、活用する機能を阻害する）事が明らかにされています。簡単に言えば〝5Gで使用される40－60GHz付近の電磁波を浴びた酸素は変化し、身体の中で活用できない状態になる〟ということです。

60GHzの周波数帯が使用された場合、「低酸素症状による呼吸不全や肺炎など」の症状が現れるだろうと考えられており、多くの医師や研究者たちが、5Gの使用について懸念を抱いています。

続いてスマートメーターに関しては900MHz前後の周波数帯が活用されています。1台の機器が最大500m程度の通信を行う、設置された端末同士が連携してネットワーク網を作り出す（集合住宅等、設置数が増えるほど電磁波の悪影響が高まります）などの特徴があります。なお、スマートメーターには複数の通信方式が用意されている為、全てのケースが上記の内容に当てはまるとは限りません。また、都市部では上記のような通信方式をとることが多いと予想される為、電磁波の密度や強度が今まで以上に高まることは間違いないでしょう。

ワイヤレス方式のスマートメーターは強いマイクロ波を照射します。また、そのマイクロ波は1日の間に、９６００から最大19万回放射されます。このような通信機器が至る所に設置された場合、電磁波の悪影響を避けることが非常に難しくなります。また、その結果として、発がんリスクの上昇を始め、あらゆる部位の痛み、呼吸困難、動悸、吐き気、めまい、浮腫、しびれ、不眠、精神の不調などを感じる方が、今まで以上に増えることが予測されます。

現在、設置された後に住民が頭痛や不眠を訴えるケースが増えている為、国内においてもスマートメーターの設置を拒否する（あるいは、アナログメーターに戻す、または通信機能を遮断するよう電力会社に訴える）方が国内でもかなり増えているようです。対応して頂けるケース、拒否されるケースがあるようですが、もし気になる場合は、インターネット等でしっかり調べた上で、一度地域の電力会社に対応を依頼されるとよいでしょう。

ただし、各人が個別に対応した所で、今後電磁波の強いエリアは更に広がっていき、避けることが難しくなることは間違いないでしょう。そうなった時に、我々はどのように対策を行っていけばよいのでしょうか。

実は私個人も、電磁波の影響を軽減する為の様々なアイテムを探しているのですが、その中で最も手軽に入手可能なものを挙げるとすれば、シュンガイト鉱石でしょう。これはロシアの一部地方でのみ採掘可能な鉱石であり、電磁波の悪影響を低減する効果は科学的な側面からも確認されているようです。

シュンガイトはインターネットを使えば比較的容易に入手できるのですが、中には偽物も流通しているようですので、購入する際は信頼できるサイトやお店でお買い求めいただくことをお勧めいたします。

もう一点、５Ｇの電磁波から人体を守る効果が証明されているものがあるので少しご紹介します。こちらはソマヴェディックという製品で、ＩＩＲＥＣ(国際電磁適合性研究協会)やＢＩＯＮ研究所などの複数機関により、電磁波に対する防御効果（携帯電話やＷＩＦＩルーターの電波等から人体を守る効果）が実証されているものです。

また、５Ｇの通信環境が構築されたチェコの工場やドイツのレグメド社（ドイツで医療機器として認められている波動測定器のメーカー）等で、５Ｇの電波、電磁波に対する防御効果が実証されており、信頼できる製品と言えるでしょう。

なお、ソマヴェディックからはウイルス、（病原性）細菌、寄生虫を中和する為に必要な周波数も併せて発信されており、有効性が確認されています。

電磁波対策を謳う製品は、実際には効果がないもの、ある程度効果はあるものの〝影響を緩和する程度に留まる〟もの、人体には悪影響を及ぼさず確実に防御できるもの等、様々な製品が玉石混交で販売されています。

電磁波対策製品を探される場合には、第三者機関による〝人体への影響が緩和された事実〟を示すデータや評価を確認できる製品ですと、信頼できるものである可能性が比較的高いかもしれません。


続いて、LED光（を含む、人工的な光）による人体への影響です。ブルーライトが〝体内時計を狂わせる〟、〝網膜まで光の波長が到達する為、脳や神経系への悪影響が現れる〟という話は比較的有名であり、既にご存じの方も多いかもしれません。

しかし、実は人工的に作られた光による悪影響はそれだけに留まらないということも認

電磁波の悪影響を減らすことは可能

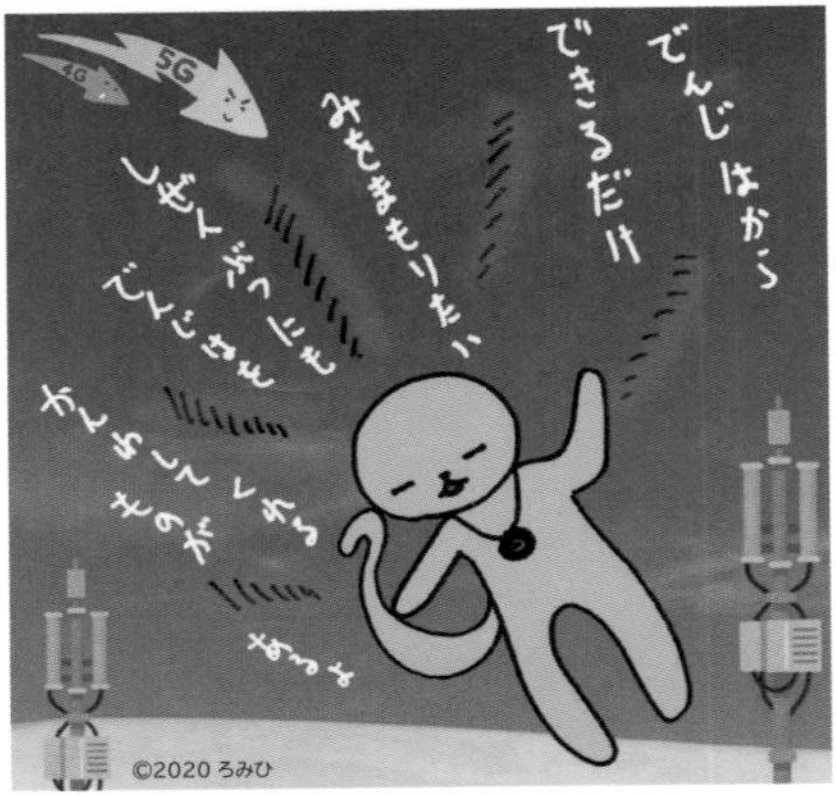

識して頂ければと思います。例えば、岐阜薬科大学が「ブルーライトは加齢黄斑変性症など失明の原因になっている」と発表しています。また、青色ＬＥＤの光は網膜に達し、活性酸素を増やすというデータの存在や、札幌市の市役所で２０１０年３月に９０００本のＬＥＤが導入された際、導入直後より「目が疲れ、気分が優れない等の訴え」が生じ、同年８月には２５００本程度を取り換えたという事例もあります。

その他、ＬＥＤ照明に替えた後、僅か４ヶ月で熱帯魚の背骨がＳ字に変形してしまった、腫瘍ができた、水草が黒く変色したという話もあります。そもそもＬＥＤライトには殺虫効果がありますので、それを考えれば生物に様々な異常が生じたとしても全く不思議ではありません。しかし、実は照明の持つ問題はそれだけではないのです。

1973年、ジョン・オット博士と環境衛生照明研究所がフロリダ州で行ったある実験を紹介しましょう。その実験では、フルスペクトル照明（フルスペクトル照明とは、日光に近い波長を放射する照明）に替えた教室と、クールホワイト（白色）照明の教室とで、生徒にどのような変化が生じるのかを検証していました。

いわゆる標準的なクールホワイト蛍光灯の教室では、活動亢進、疲労、イライラ、注意力散漫を示す生徒がみられましたが、これをフルスペクトル照明に替えてみると僅か1か月も経たないうちに、成績だけでなく、生徒の態度、教室の雰囲気などが全体的に著しく改善されたそうです。また、問題児の中には驚くほど静かになる子、覚えるのが苦手、読むのが苦手という子が障害を克服したという例まで現れています。

その他、フルスペクトル照明の教室では、クールホワイト照明の教室と比較して、虫歯の発生率が3分の1に減少した等、健康面においても差が現れたそうです。また、クールホワイト照明と言えば、今日では多くのオフィスや学校等で使用されていますが、実は、この光を人間が浴びた際に、副腎皮質ホルモンやコルチゾールといったストレス性物質が分泌されることはあまり知られていません。

これは、言い換えれば「クールホワイト蛍光灯の光をただ浴びるだけで、ストレス、負荷を心身が感じる（子供であれば、正しい成長が抑制される）」という事実を示しています。これは、クールホワイト蛍光灯の光が私たちの免疫機能を低下させるということを意味しています。

上記はあくまで一例ですが、このように私たちは、〝人工的に作られた、心身に有害な光〟の下で日常生活を営んでいます。

果たしてこれは本当に〝先進的あるいは発展した暮らし〟と言えるのでしょうか。賛否両論あるでしょうが、私には到底そうは思えません。

人や生物、環境に負荷を与えない未来を目指すことも、私たちにはできるはずです。しかし現代では、生物にとって本来有益であるはずの光ですら〝汚染されている〟のです。これでは、多くの問題が解決するはずはありません。

ここで少し考えてみてください。私たちがスーパーで野菜を買う時、もしかしたらその野菜は〝野菜工場でブルーライトを使って成長促進させたもの〟かもしれません。さらには巨大化や効率化の為に様々な薬剤が使用されている可能性もあります。そのようなものを食べて、人は健康を保つことができるのでしょうか。また、子供は健全に育つのでしょうか。

そもそも、人は日光や食べ物からも「光」を吸収し、体内で光の波長を活用しています。特定の波長が不足すると必要な成分が合成できなくなるなど、私たちの身体は私たちの想像以上に繊細な構造になっているという事実を、もっと意識的に捉える必要があるのではないかと思います。

どこにでも当たり前に存在している「光」ですが、見方を変えてみることで、もしかしたら皆さんの人生が変わるようなこともあるかもしれません。ご自宅の照明やオフィスの照明を、紫外線領域を含むフルスペクトルライト（バイタライト等）に変えてみる、ＬＥＤを白熱球に戻してみる、クールホワイト蛍光灯を暖色に変えてみるなど、もしこの話にご納得頂けましたら、ぜひ各人で試して頂けますと幸いです。

ちなみに上記のバイタライトですが、12か国で国際特許を取得した製品であり、２９０～３８０nmまでの中近紫外線（ＵＶＡ、ＵＶＢ）スペクトル分布を、太陽光に近づけた照明です。端的に言えば〝太陽光に近い光〟を出すことが可能な照明と言えます。

実際の色温度は、ＣＩＥ（国際照明委員会）が標準化した正午の自然光（５５００Ｋ）となっており、演色性は94（ある特定の色を自然光で見た場合を１００として、演色性が１００に近いほど自然光で見た時と同じような色に見える）です。

実はこのバイタライトの光を浴びることで、室内にいながらも、日光浴を行うのと同様の効果を得ることが可能です。その結果、活性型ビタミンＤ３の皮下合成促進作用、骨や歯の形成促進（くる病、虫歯予防、骨粗しょう症など、骨の健康維持にもつながります）、カルシウム吸収力向上、ビタミンＤ３増加によるウイルス感染予防効果、ブドウ球菌などに対する殺菌作用、ホルモン分泌の正常化、心身のリラックス作用、松果体の働きを活性化、などを得ることが可能です。

余談ですが、活性型ビタミンＤには高い抗ウイルス作用が認められており、米国疾病対策予防センター（CDC）の元ディレクターである所長だったトム・フリーデン博士も「ビタミンDにより、新型コロナウイルスへの感染リスクが低下する可能性がある」との発言をされています。また、欧州20カ国からも、「ビタミンDの欠乏がCOVID-19の症例数と死亡率に有意に関連している」との発表がなされています。

今後、再度ロックダウン等により外出禁止（または自粛）を余儀なくされたとしても、自宅内にバイタライトが設置されていれば、日光不足による免疫力の低下や感染リスクの上昇を避けられるかもしれません。但し、バイタライトには生体リズムに影響を与える可能性のある紫外線領域光が含まれる為、朝から夕方にかけて使用いただけるような設置の仕方が望ましいでしょう。寝る前のゆっくりしたい時、リラックスしたい時などにはあまり適していないかもしれません。

また、バイタライトには紫外線（UVA、UVB）が含まれていますが、日焼けは生じないのでご安心下さい。

後書き1 ―「ほんまにからだにええもん」とは何か―

本書では、皆さまがよりよいものを探し、選択し、手に入れるために必要だと思われる様々な情報をお伝えしてまいりましたが、いかがでしたでしょうか。

私自身、これまでに数多くのものを評価してまいりましたが、その中で少し考えた事があります。それは「本当にいいものとは何か」という少々哲学的な疑問でもありました。

これまでたくさんの患者さまと向き合い、数多くの製品を検査する中で、本当にいいものとは、恐らく各人にとってその意味合いが異なるのではないかとの思いが日々強くなってきております。

例えば「コストパフォーマンスに優れたもの」をベストだと感じる方もいれば、「品質」を重視する方もいます。品質に関しても「体感を得ることができるレベルか否か」を気にする方もいれば「安全性が高い」ことを最重要視する方もいらっしゃるでしょう。

人によって価値観、尺度が様々ですので、ある特定のものを「これこそが本当に良いものです」と表現することはなかなか難しいものだと、筆を進めながら、改めて考えさせられました。

そこで改めてハッキリと言語化しておきたいのですが、本書が目指すところの「本当にいいもの」とは、「身体にとって有害性のない、安全なもの」であり、「各人の悩みを解消できるような、極めて高品質のもの」を指しています。また、欲張るなら「生産にあたり、環境に負荷をかけないもの」も付け加えておきたいところです。

これらはあくまでも私個人の主観的なものであり、20年を越える経験、考察の中で培ってきた尺度を元に、私の考えた「本当にいいもの」であります。

本書を手に取って下さった皆さまが果たしてどのようなものを探しておられるのかは分かりませんが、医師として、皆さまがより健康的な生活を送ることができますよう、様々な情報をご紹介させて頂いたつもりです。

本書の内容が少しでも皆さまのお役に立てればと、心から願っております。

P.S

色々と書いてまいりましたが、私がご紹介した内容を全て実践するのは、現実的に考えて到底不可能であると言えるでしょう。もちろん、本書の内容を全て実践して頂くことは大変理想的ではありますが、「アレもダメ、コレもダメ」、「アレをしなくては、コレも頑張るべき」と神経質になり過ぎてしまうと、日常生活を楽しく送れなくなってしまいます。気にしすぎる事で心身に支障をきたしてしまっては、元も子もありません。

そのため、本書の内容はあくまでも〝健康な状態を保つための参考資料〟として、生活の中で適度にご活用頂くことがお勧めです。重要視したいポイントやご自身の傾向、病態の有無などを踏まえながら、必要に応じて〝ほんまにええもん〟を生活の中に取り入れてみてください。

楽にできる範囲から始めてみることが長く続けるコツですし、ゆとりを持って続けられるかどうかという点にご留意頂きつつ、色々とお試し頂ければと思います。

後書き2　新しい時代を生きていく為に

２０２１年から先の時代では、より健全な時間を過ごすために「日本や世界がどのような方向に向かっているのか」を追う為の情報収集が、より重要となるでしょう。事実、私たちがコロナ騒動に着目している間にも、新しい時代に向けた世界的な流れは日々加速しています。

例えば、内閣府ＨＰにも掲載されているムーンショット計画、マイクロソフトやコモンズプロジェクトらが開発中のワクチンパスポート（世界共通となるワクチン接種証明書であり、特定のウイルスに対する陰性またはワクチン接種証明がなければ他国への入国等が制限される見込み。国内においてもコモンパスと呼ばれるデジタル証明書の使用が開始予定）、量子ドット・マイクロニードル・ワクチン接種デリバリーシステム「ルシフェラーゼ」という、〝生体と特定の通信機器とを双方向通信可能とする、量子ドット内蔵のワクチン接種システム〟、２０２１年世界経済フォーラムのテーマでもあるグレートリセット（現代資本主義システムの完全なリセット）などが一例です。

また、２０２０年にリークされたフランス高等計画委員会の公的な文書には「２０２１年にコロナウイルスが変異し、COVID21が発生する」ことや「ベーシックインカムプログラムの確立」といった内容を含む、２０２１年中の詳細な計画が記載されていた事が明らかになっています。（類似した内容は、カナダの政治家によってもリークされています）

つまり、コロナを中心とした一連の騒動が何らかの目的によって、意図的に行われている可能性が存在するということです。

コロナと言えば、新型コロナウイルスの感染有無に関してはＰＣＲ検査の使用が一般的になっていますが、２０２０年12月、ＷＨＯが「COVID19の確認に使用されるＰＣＲ検査はＣＴ値（検体の増幅回数）35以上で行った場合、最大97％が偽陽性になる」という事実を正式に認めました。つまり、ＣＴ値35以上でＰＣＲ検査を行った場合の検出精度は〝3％程度〟になる事が認められたのです。日本ではＣＴ値40〜45で検査を行っている為（本稿執筆時点）、陽性とされている方の内、95〜97％で偽陽性の可能性が疑われるということになります。

また、ＰＣＲ検査の信ぴょう性は各国で疑われ始めており、ポルトガルでは２０２０年

11月の段階で、「ＰＣＲ検査のプロセスは信頼できるものではない。その為、ＰＣＲ検査の結果をもとにした強制隔離は違法である」との判決が裁判によって下されました。イタリアにおいても同様で、ＰＣＲ検査の結果は無効であるとの判決が下されています。つまり、ポルトガル、イタリアではすでに「ＰＣＲ検査を感染症検査に使用することは無意味である」と認められているのです。

また、コロナ感染後の症状としてよく知られている味覚障害や嗅覚障害ですが、実は〝電磁波障害（電磁波過敏症）〟においても同様の症状が現れることはご存じでしょうか。旧ソ連では、嗅覚の喪失は〝無線病（今では電磁波過敏症と呼ばれているもの）〟の古典的兆候とされていました。日本国内のＰＣＲ検査において、97％が偽陽性だと考えられるにも関わらず、このような症状が散見されていますが、果たしてこれは本当にCOVID19による症状なのでしょうか。

今回のコロナ騒動に関しては、ウイルス以外の要因も複雑に絡んでいる可能性が考えられるのではないかと、私は考えています。

いずれの事実も、にわかに信じがたいことではありますが、今回のコロナ騒動が人為的に引き起こされた可能性を示唆する、もう一つの事実を最後にご紹介したいと思います。

２００８年、アメリカ微生物学会の科学誌（Journal of Clinical Microbiology）に査読済みとして掲載されていた論文の中に「SARS-CoV2（現在流行している新型コロナウイルスの名称）」及び「SARS-CoV3」の名称が記載されているのはご存じでしょうか。

この論文はアメリカ国立衛生研究所のデータベース内にカタログ化されている正式なもので、SARS流行から5年後の２００８年に公開されています。しかし、２０１９年に流行したウイルスの名称が２００８年公開の論文に掲載されているというのは、一体どういうことでしょうか。そして、論文中に記載されているSARS-CoV3とは、どのようなウイルスなのでしょうか。なお、論文の著者である中国人研究者は、アメリカに移住した後に不可解な失踪を遂げており、この論文に関する真実を追うことは非常に難しくなっています。

私たちが一般的に「常識」だと信じて疑わない事柄は実にたくさんありますが、その内の何%が真実なのでしょうか。この本を手に取ってくださった皆様には、ぜひ一度改めて考えていただけますと幸いです。

最後までお読み下さり、本当にありがとうございました。

■主な参考文献■

[1] 宇治橋泰二「もうわかっている！ ソマチッドがよろこびはじける秘密の周波数 ＡＷＧ波動機器と血中ソマチッドの形態変化」ヒカルランド社（2017）

[2] 稲田芳弘「ソマチッドと７１４Ｘの真実」エコ・クリエイティブ（2011）

[3] 増川いづみ、福村 一郎、船瀬俊介、「科学がひた隠すあらゆる生命活動の基板 超微小生命体ソマチットと周波数 宇宙神秘の核心に超接近するAmazing Science」、ヒカルランド社（2017）

[4] 稲田芳弘、「ガン呪縛」を解く～千島学説的パワー、Eco・クリエイティブ（2011）

[5] Connie X. Wang, Isaac A. Hilburn, Daw-An Wu, Yuki Mizuhara, Christopher P. Cousté, Jacob N. H. Abrahams, Sam E. Bernstein, Ayumu Matani, Shinsuke Shimojo, and Joseph L. Kirschvink, Transduction of the Geomagnetic Field as Evidenced from Alpha-band Activity in the Human Brain.『eNeuro <https://www.eneuro.org/content/6/2/ENEURO.0483-18.2019>』（2019）（参照2019-05-18）

[6] ブルース・リプトン、西尾香苗（訳）、思考のすごい力、ＰＨＰ研究所（2009）

[7] 木村、黒田 純子、黒田 洋一郎、農薬ネオニコチノイドの曝露による哺乳類の脳発達への影響 ― 自閉症、ＡＤＨＤなど発達障害急増のリスク因子 ―、日本毒性学会学術年会、45：１巻、第45回日本毒性学会学術年会、DOI:10.14869/toxpt.45.1.0_S5-2, <https://www.jstage.jst.go.jp/article/toxpt/45.1/0/45.1_S5-2/_article/-char/ja>（2018）（参照2019-06-03）

[8] サルベストロール研究会、ガンが嫌なら野菜を変えなさい、キラジェンヌ（2019）

[9] 井上重治、生きる力 ― 自然から学ぶ健康法、フレグランスジャーナル社（2011）

[10] 岡部弘高・甲斐昌一、バイオフォトンと生体情報計測、光学 39(7), 326-333, 2010-07-10応用物理学会分科会日本光学会（2010）

[11] Julia Baudry, PhD1; Karen E. Assmann, PhD1; Mathilde Touvier, PhD1, Association of Frequency of Organic Food Consumption With Cancer Risk Findings From the NutriNet-Santé Prospective Cohort Study,『JAMA Internal Medicine<https://jamanetwork.com/journals/jamainternalmedicine/article-abstract/2707948>』（2018）（参照2019-06-05）

[12] The Integrative HMP (iHMP) Research Network Consortium, The Integrative Human Microbiome Project（2019）『nature<https://www.nature.com/articles/s41586-019-1238-8>』（参照2019-06-10）

[13] Bacterial bonanza far from the West, Nature volume 520, p410（2015）

[14] ヴィンフリート・ジモン、ドイツ発「気と波動」健康法 バイオ レゾナンスが甦らせる〝いのちの力〟、イースト・プレス（2012）

[15] 李卿、川田智之、森林医学の臨床応用の可能性、日衛誌（Jpn. J. Hyg.），69, p117–121（2014）

[16] 独立行政法人 森林総合研究所、異なる自然環境におけるセラピー効果の比較と身近な森林のセラピー効果に関する研究 < https://www.ffpri.affrc.go.jp/pubs/koufu-pro/documents/seikasyu46.pdf >（2011）（参照2019-06-17）

[17] バーニー・シーゲル、石井清子（訳）（188）奇跡的治癒とはなにか－外科医が学んだ生還者たちの難病克服の秘訣、日本教文社

[18] 稲場文男、清水慶昭、生物フォトンによる生体情報の探求、東北大学出版会（2011）

[19] Parisa Zarkeshian, Sourabh Kumar,Jack Tuszynski,Paul Barclay,Christoph Simon, Are there optical communication channels in the brain? 『Cornell University< https://arxiv.org/abs/1708.08887 >』（2017）（参照2019-7-12）
[20] Did the 5G rollout in Wuhan damage the innate cellular defense cells of the population, putting the people at risk of complications and death from coronavirus? <https://www.newstarget.com/2020-02-26-5g-rollout-in-wuhan-damage-the-innate-cellular-defense-cells-coronavirus.html >（2020）（参照2020-07-20）
[21] 牧野伸治、生命の水πウォーター、廣済堂出版（1998）
[22] 牧野伸治、パイウォーターの奇跡 地球と人類を救う水の超革命―宇宙からの贈り物、廣済堂出版（1994）
[23] 山下昭治、生命科学の原点と未来―現代科学への呈言とパイウォーター理論、緑書房（2000）
[24] Barry Lynes, The Cancer Cure That Worked: 50 Years of Suppression, Compcare Pubns（1987）
[25] Peter Massey, Harry; Fraser, The Unturned Stone : a revolution in preventative

healthcare, Nutri-Energetics Systems Ltd (2003)

[26] Hideaki Takahashi, Satoru Umino, Yuji Miki, Ryosuke Ishizuka, Shu Maeda, Akihiro Morita, Makoto Suzuki, and Nobuyuki Matubayasi, Drastic Compensation of Electronic and Solvation Effects on ATP Hydrolysis Revealed through Large-Scale QM/MM Simulations Combined with a Theory of Solutions (2017)
DOI: 10.1021/acs.jpcb.7b00637

[27] Maria del Carmen Arias-Esparza, Ruth Isabel Solís Arias, Paola Eugenia Solís Arias, Martha Patricia Solís Arias, Arturo Solís-Herrera, The Unexpected Capability of Melanin to Split the Water Molecule and the Alzheimer's Disease, Neuroscience and Medicine Vol.2 No.3, 2011,217-221 (2011)
DOI: 10.4236/nm.2011.23029

[28] Herrera AS, Leszek J, del Carmen Arias Esparza M, Solís-Arias RI, Solís-Arias PE, et al., Human Photosynthesis: A Turning Point in the Understanding and Treatment of Alzheimer's Disease. J Bioanal Biomed 5: 057-060 (2013)
doi: 10.4172/1948-593X.1000079

[29] E Ryberg　N Larsson　S Sjögren　S Hjorth　N - O Hermansson　J Leonova　T Elebring　K Nilsson　T Drmota　P J Greasley, The orphan receptor GPR55 is a novel cannabinoid receptor『British Journal of Pharmacology』(2007)
DOI:10.1038/sj.bjp.0707464

[30] Jeremy D Hill　Viviana Zuluaga - Ramirez　Sachin Gajghate　Malika Winfield　Yuri Persidsky, Activation of GPR55 increases neural stem cell proliferation and promotes early adult hippocampal neurogenesis『British Journal of Pharmacology』(2018)
DOI:10.1111/bph.14387

[31] Rousseaux C1, Thuru X, Gelot A, Barnich N, Neut C, Dubuquoy L, Dubuquoy C, Merour E, Geboes K, Chamaillard M, Ouwehand A, Leyer G, Carcano D, Colombel JF, Ardid D, Desreumaux P., Lactobacillus acidophilus modulates intestinal pain and induces opioid and cannabinoid receptors′ Nature Medicine volume 13, p35-37 (2007)
DOI:10.1038 / nm1521

[32] PubMed / Kolomytseva MP, Gapeev AB, Sadovnikov VB, Chemeris NK. Suppression of nonspecific resistance of the body under the effect of extremely high frequency electromagnetic radiation of low intensity. Biofizika [Internet]. 2002 [cited 2018 Mar 19]; 47: 71–7. (http://www.ncbi.nlm.nih.gov/pubmed/11855293)

[33] PubMed / Potekhina IL, Akoev GN, Enin LD, Oleĭner VD. The effect of low-intensity millimeter-range electromagnetic radiation on the cardiovascular system of the white rat]. Fiziol Zh SSSR Im I M Sechenova [Internet]. 1992 [cited 2018 Mar 19]; 78: 35–41. (http://www.ncbi.nlm.nih.gov/pubmed/1330714)

[34] US Military / 〝Protein Changes in Macrophages Induced by Plasma From Rats Exposedto35GHz Milimeter Waves〟 (http://www.dtic.mil/dtic/tr/fulltext/u2/a533666.pdf)

[35] annalisa chiusolo. SARS-COV2 INDUCES SYSTEMIC DAMAGE BY BINDING TO THE BETA CHAIN OF HEMOGLOBIN
『figshare < https://figshare.com/authors/annalisa_chiusolo/8854451>』(2020)

[36] MedRxiv / Gustavo G. Davanzo, Ana C. Codo, Natalia S. Brunetti, Vinciusi O.

Boldrini, Thiago L. Knittel, Lauar B. Monterio, Diogo de Moraes, Allan J. R. Ferrari, Gabriela F. de Souza, Stefanie P. Muraro, Gerson . S Profeta, Natalia S. Wassano, Luana N. Santos, Victor . C Carregari, Arthur . H. S Dias, Joao Victor Virgilio-da-Silva, Icaro Castro, Licia . C Silva-Costa, Andre Palma, Eli Mansour, Raisa G. Ulaf, Ana F. Bernardes, Thyago A. Nunes, Luciana C. Ribeiro, Marcus V. Agrela, Maria Luiza Moretti, Lucas I. Buscaratti, Fernanda Crunfli, Raissa . G Ludwig, Jaqueline A. Gerhardt, Renata Seste-Costa, Julia Forato, Mariene . R Amorin, Daniel A. T. Texeira, Pierina L. Parise, Matheus C. Martini, Karina Bispo-dos-Santos, Camila L. Simeoni, Fabiana Granja, Virginia C. Silvestrini, Eduardo B. de Oliveira, Vitor M. Faca, Murilo Carvalho, Bianca G. Castelucci, Alexandre B. Pereira, Lais D. Coimbra, Patricia B. Rodrigues, Arilson Bernardo S. P. Gomes, Fabricio B. Pereira, Leonilda M. B. Santos, Andrei C. Sposito, Robson F. Carvalho, Andre S. Vieira, Marco A. R. Vinolo, Andre Damasio, Licio A. Velloso, Helder I. Nakaya, Henrique Marques-Souza, Rafael E. Marques, Daniel Martins-de-Souza, Munir S. Skaf, Jose Luiz Proenca-Modena, Pedro M. Moraes-Vieira, Marcelo A. Mori.

SARS-CoV-2 Uses CD4 to Infect T Helper Lymphocytes(2020)
DOI: 10.1101/2020.09.25.20200329

[37] RNase-Resistant Virus-Like Particles Containing Long Chimeric RNA Sequences Produced by Two-Plasmid Coexpression System, Yuxiang Wei,Changmei Yang,Baojun Wei,Jie Huang,Lunan Wang,Shuang Meng,Rui Zhang,and Jinming Li
『Journal of Clinical Microbiology』(2008)
DOI: 10.1128/JCM.02248-07

万井医院　〒606-8164　京都市左京区一乗寺出口町１
TEL　075-722-1118
URL：http://www.e-health119.com/

非物性医療　～これ、ほんまにからだにええん？～

2021年1月30日　第１版発行

定価はカバーに
表示してあります。

著　者　万井　正章

発行所　白川メディック株式会社

発　売　白川メディック株式会社　出版部

印　刷
製　本　株式会社　東光社　電話　03-3772-1777

Printed in Japan

ISBN978-4-9911328-0-3